ZHAN SHENG AI ZHENG

战胜癌症
与癌症面对面

[英]马里昂·斯托德 著

蒋晓娟 译

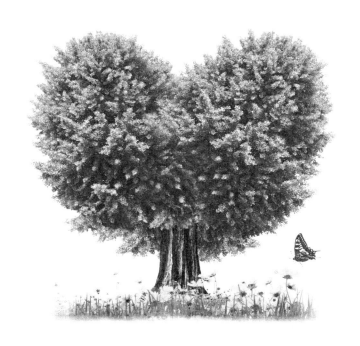

求真出版社

图书在版编目（CIP）数据

战胜癌症：与癌症面对面／（英）斯托德著；蒋晓娟译. —北京：求真出版社，2013.11

ISBN 978 - 7 - 80258 - 211 - 8

Ⅰ.①战… Ⅱ.①斯… ②蒋… Ⅲ. 癌—防治 Ⅳ.①R73

中国版本图书馆 CIP 数据核字（2013）第 263539 号

Text copyright © 2004 Marion Stroud. Original edition published in English under the title Face to Face with Cancer by Lion Hudson plc，Oxford，England

Copyright © Lion Hudson plc 2004

著作权合同登记号 图字：01 - 2010 - 2876 号

战胜癌症：与癌症面对面

著　　者：（英）马里昂·斯托德
译　　者：蒋晓娟
出版发行：求真出版社
社　　址：北京市西城区太平街甲 6 号
邮政编码：100050
印　　刷：北京中印联印务有限公司
经　　销：新华书店
开　　本：700×1000　1/16
字　　数：136 千字
印　　张：15
版　　次：2013 年 12 月第 1 版　2013 年 12 月第 1 次印刷
书　　号：ISBN 978 - 7 - 80258 - 211 - 8/R·73
定　　价：29.00 元
编辑热线：（010）83190226
销售热线：（010）83190289　83190292　83190297

对本书的赞誉

"我发现这本书不仅非常实用而且涉及的问题很广泛。它写得十分睿智、感性和通俗易懂。因为这本书旨在回答我们这些健康专业人士因时间所限而没有提到或者忽视的许多问题和质疑，我已经向病人和朋友们进行了推荐。"

——玛丽·芬斯基医生，执业医师（GP）

"一本研究透彻而且非常实用的书。马里昂·斯托德详细地回答了癌症病人、他们的家庭和护理人所面临的所有问题。这本书将同样证明它会对所有在教堂或者临终关怀医院中工作的人有用。我全心全意推荐它。"

——安·巴尔南多，临终关怀医院家庭顾问

"当我的丈夫被诊断得了癌症时，医院肿瘤科给了我们一些关于他的疾病和一般性癌症的小册子和传单。尽管它们包含很多有用的信息，但是我发现它们太过临床化。我非常迫切地想读到一些与癌症有过实际接触的人写得更为人性化的东西。那时我所在地的图书馆只给我提供了一本书，就是这本书。我发现它提供了大量信息，非常实用而且鼓舞人心。马里昂·斯托德从她个人经历出发写作，而且真正理解我们正在努力去应对的情感和恐惧。一年后，当我也被诊断得了癌症时，我再次如饥似渴地读这本书。我从它的'半饱'而不是'半饿'的方法中发现了极大的安慰和希望，并且我全心全意地向任何面对可怕的诊断——癌症——的人推荐这本书。"

——谢莉·迪克森，癌症患者和护理人

"癌症影响着与之相关的每一个人——病人、他们的家庭和朋友。许多人评论癌症患者的勇敢，但是实际上他们面对的是一场没有选择的战役。他们被投入到一个未知的不确定的世界中，其中充满了术语、全新的领域和残酷的现实。

马里昂·斯托德满怀同情地阐述了穿越癌症迷宫的方法，提供了实用的窍门和建立信仰的视野，并且讲述了一些会引起癌症患者和他们的护理人产生焦虑和恐惧的常见问题。对那些在癌症之旅中希望寻求实际帮助和精神指南的人而言，这是一本有用的书。"

——普拉明德·萨蒙，社区筹款人，英国癌症研究基金会本书奉献给所有与我一起分享他们经验的人，在他们勇敢的陪伴下，我开始理解面对癌症的挑战意味着什么。

CONTENTS | 目 录

作者致谢 ……………………………………… 1

前　言 ………………………………………… 2

第一部分　癌症早期

第 一 章　常见问题 …………………………… 2

第 二 章　征兆和病因 ………………………… 9

第 三 章　检查，再检查 ……………………… 15

第 四 章　面对诊断 …………………………… 25

第 五 章　关心与分担 ………………………… 36

第 六 章　理解我们自己 ……………………… 48

第 七 章　病人也是人 ………………………… 62

第 八 章　应对治疗 …………………………… 75

第 九 章　一起工作 …………………………… 102

第二部分　癌症中期

第 十 章　回家的头几天 ……………………………… 110

第十一章　漫长疾病中的孤独 ……………………… 120

第十二章　面对漫漫征途 …………………………… 134

第十三章　受到伤害时上帝在哪里 ………………… 153

第十四章　对付癌症的温柔之道 …………………… 166

第三部分　癌症晚期

第十五章　最后的战役 ……………………………… 186

第十六章　一起穿越峡谷 …………………………… 200

后　　记 ……………………………………………… 217

书　　单 ……………………………………………… 219

其他资源 ……………………………………………… 221

有用的地址 …………………………………………… 222

作者致谢

"没有人是一个孤岛"，当开始写这样一本以共享经验为基础的书时，情况确实如此。无法做到感谢每一个做出重要贡献的人，因为提供帮助的人是如此之多，而且与我谈过话的大多数人都信心十足。为了保护他们的隐私，我对他们的姓名和具体情况都进行了处理。在那些已经公开谈论过他们经历的人中，我非常感谢潘尼·布朗恩以及布里斯托癌症协助中心的管理者。我还要感谢玛丽·芬斯基医生，她从执业医师的角度给予我很多明智的建议；还有楚迪·邦蒂修女和克拉里莎·罗宾逊夫人，她们分别是"苏·瑞德之家"（对癌症病人进行继续照顾的一个机构）的前任家庭护理员和社工。最后，没有我朋友实际的全心全意的支持，特别是当我们再次面对难关时，如果没有我的丈夫和我的家人所表现出的难以置信的耐心，这本书就无法面世。

前　言

丈夫轻轻地挂上电话，回头看着我，他关爱的眼神让我本已纠结的胃剧烈地翻腾起来。

"他说了什么？"我的双唇不听使唤，几乎说不出话来。

"情况恐怕不妙。"他停顿了一下，显然是想找到合适的字眼来告诉我这个坏消息。

"那个外科医生说你父亲得了胰腺癌，不能进行手术治疗。他们无法切除这个肿瘤，也没有其他治疗方法，只能尽可能地让他感觉舒服点，但是……"他把我拥入怀中，没有再说下去。

"他还能活多久？"我的声音听起来遥远而奇怪，熟悉的卧室也感觉冰冷阴森。

"不能确定，也许是几个星期，也许是几个月，不可能是几年。"

"这不可能是真的……他们肯定能做点什么……他看上去病得不是那么严重。"

我无法接受这个事实，心中升起一股怒火。父亲过去一直精力充沛，风趣乐观。虽然再过几个月他就73岁了，但是陌生人经常会以为他才60出头。当他帮忙用车送足球队去参加比赛，或者是充当棒球比赛裁判时，学校老师都误以为他是我儿子大卫和安格斯的叔叔，而不是他们的爷爷。就在入院前一天，他还在我们当地的基督教书店帮忙，和年轻的顾客开玩笑，帮助"他的老太太们"提很重的包，在年轻妈妈们浏览货架时逗逗那些急躁不安、蹒跚学步的孩子们。对他而言，年龄仅仅只是纸上的一堆数字而已，他热爱生活——然而，突然间，令人难以接受的是，医生告诉我父亲的生命受到了威胁，很有可能即将结束。诊断结果是癌症。似乎，这就是终结。

当然，这不是结束，而是开始。一个漫长而炎热的夏季开始了，父亲从诊断走向死亡，无法阻挡。我努力支持着父亲和母亲，还要应付丈夫和五个孩子，其中两个正面临着统考。一系列的问题也随之出现。有现实的问题：为什么会这样？如果……又会怎样？身体状况如何？有情感上的问题：他感觉如何？我们感觉如何？当面对可能危及生命的疾病时人们会怎样？我们该如何开始应对？怎样表达我们的爱？如何面对恐惧？如何承受所有的痛苦？还有宗教信仰方面的问题：发生这一切时上帝在哪里？他关心吗？他能奇迹般地治愈吗？而且如果他能……他愿意吗？一个已经享受了《圣经》中所预测的70年寿命的人还能获得这种特殊待遇吗？我们是应该要求、祈求、斗争……还是伸出双臂接受将要开始的一切……非常安静地接受……但我们实际上却说："你实现了自己的心愿吗？"我们期待看见病人康复，但是为了……康复只是限于身体方面，还是可以期待更多？

当时病人亲属能够得到的帮助甚少。当我询问当地临终关怀医院的社工是否可以给患者家人推荐一些资料时，她无耐地摇摇头，说："我所能提供的都是给专业人员看的。"这对我可能有点用，因为我是个理疗师，但对我的母亲而言就几乎没有用了，因为所有那些从医生嘴里轻易蹦出来的医学术语总是让她绞尽脑汁。

没有人来询问我们感觉如何，也没有人告诉我们在哪里可以找到情感上的支持。事实上，当我告诉医生在父亲的生命走向终点时他想要和母亲在一起，他非常吃惊地看着我，问："为什么呢？你父母亲都是基督教徒，你也是，基督教徒都不惧怕死亡，会有什么问题呢？"但问题是，我父母亲结婚45年，母亲即将失去她的人生伴侣，并将承受由此带来的巨大痛苦；而我和姐姐也要努力去接受失去慈爱的父亲这一事实；我们的孩子们则失去了全心全意爱着他们的那个风趣的外公。也许是没有意识到这一点，医生让我觉得作为基督徒就不应该痛苦，不应该与亲人一起面对绝症时表现得焦虑不安。

父亲与癌症进行的斗争异常短暂。他在病情确诊后的第12周就去世了。此后的4年，我痛苦万分，试图在这段无所作为的时间里做点有意义的事情。与很多癌症患者交谈后，我明白了有很多亲人都曾努力探询过如何才能更好地关爱和支持那些病人。我突然有了一个想法：如果我能写本书来帮助他们该多好，这也将是对挚爱的父亲最恒久的怀念。于是，我开始缓慢而艰难地搜集信息，聆听他人的故事，最终本书完成并得以出版。我希望，这将是我癌症经历的结束。

但事与愿违。16年后，我又一次坐在了医生的办公室里。这次，患者是我的丈夫，诊断结果又一次是：有生命危险。

"你的前列腺中有一个肿瘤，"外科医生轻松地说道，"恶性的可能性不大，但是我们最好还是采取措施。"因此我们又回到了手术、医院探视和未来难测的老路上，而且我再次面对了多年以前向我的资助者们提出的那些问题。

时间飞逝，治疗各种癌症的方法和手段日新月异。被诊断为癌症，对我的家人，还有以前和此后的成千上万的人而言，都是一个转折点，触及并且改变我们。尽管我们不得不两次对付这个疾病，但它都在我们共同的旅途中预示了一个出乎意料并且从未涉足的阶段，充满全新挑战，也没有提供关于我们未来的轻松回答。

每个人都是不同的，因此面对癌症的反应和体验也各有不同，大多数人都会问一些基本问题，都想找到答案，但大部分人都觉得分享并不重要。其实，如果能知道其他人在与癌症抗争时也会伴随孤立、愤怒、希望和恐惧，那么我们走自己的路时就会更加安宁自信。

　　书不能取代人。无论你是否得到大力支持，或是发现很难找到一个聆听的耳朵，这本书都可以作为你患病过程中的一个朋友。我希望它能照亮黑暗，缓解孤独。因为，在书中分享他们见解和经验的人，都知道直面癌症意味着什么。

　　　　　　　　　　　　　　　　　马里昂·斯托德

癌症早期

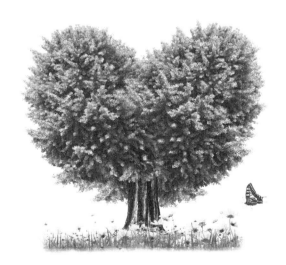

第一章　常见问题

"有一件事我不得不说……"——理疗师停顿了一下，目光严峻地瞪着我们以确定大家仍在听——"在给病人治疗时，有一些话题我们不愿意讨论，比如：性、政治、宗教，还有致命的疾病……嗯，特别是癌症！"

这是多年以前的情形。在癌症干预期，政治和宗教显然已经不是最应该避而不谈的话题，性也有可能像电视访谈节目一样，可以在医院的病房和治疗室里自由谈论。但是"致命的疾病……嗯，特别是癌症"……现在，已经完全是另外一回事了。

在一个以坦诚相见和无所畏惧为荣的社会中，虽然有许许多多的勇士最大限度地付出了努力，但是癌症仍然让许多人闻之色变。他们闭口不谈癌症，好像不提这个词就可以在某种程度上远离这种疾病。尽管癌症排在常见致命性疾病的第二位（心血管疾病排第一），在西方世界里每三个人中就有一个受其影响，但令人震惊的是，我们对"癌症是什么"、它产生的原因以及如何治疗等仍是一无所知！

绝大多数人认为，确诊为癌症就相当于自动宣判死刑——但事实并非如此。真实情况是，每种癌症都是各不相同的，而且发病过程和治疗反应也因人而异。这也意味着，对医生或者是任何其他人而言，都不可能准确预测出患者将面临的处境。当然，这可以被看作是坏消息，因为这种不确定性带来的恐惧感很难应对。但是，不确定性同样可以被看作是希望。毕竟，如果没有人能够预测出在我身上将会发生什么，那么"得了癌症就会在一定时间内病情恶化或是死亡"的预言，其应验的可能性就小得多。

只有上帝知道下一周、下一个月或下一年会带来什么，但是我们中的每一个人，无论健康与否，都只能把今天抓在手中。我们不能改变过去，但是我们会因为对未来的恐惧而蒙蔽现在，让它黯然失色。即使让我们直面癌症的消极影响，也还是会有一些真实的积极作用能帮助我们。下面是一些大家需要掌握的东西。

● 治疗癌症的新方法和新药一直都在研发中。因此，人们现在认为，诸如霍奇金氏症、儿童急性白血病、睾丸癌和绒毛膜上皮癌（一种罕见的胎盘或胎膜癌）等类型的癌症，在未来可能被治愈。

● 许多人的治疗很成功。尽管他们的癌症没有彻底消失，但是他们仍然能够积极地带病生活很多年。

● 通过调整生活方式来预防一些常见的癌症是可行

的。伴随人类在基因领域的不断探索与发展，我们现在知道有些人天生就易于患某种类型的癌症。比如，一位女性的很多直系亲属都患有乳腺癌这种疾病，那么这位女性患乳腺癌的风险就高。事实上，只有在她们知道自己易于患上这种无法容忍的疾病后，才会经反复的咨询去做检查。另外，有些人则希望知道这些知识，并且因它们所提供的选择而感到内心充实。

● 无论是与癌症面对面斗争的病人，还是以尽可能多的方式去尝试鼓励、支持或帮助病人的亲属们，他们既有现成的信息，又有可以自助的事情，这一点非常重要。不去和像癌症这样一种疾病的病因较劲看似更容易，甚至更安全——把所有的决定都留给专家们吧——但这可能不是最佳的方式。曾于 1976～1993 年在伦敦皇家马斯丁医院担任护士长的罗伯特·蒂凡尼说："研究表明，病人对疾病和治疗了解得越多，他们就会越积极地参与自己的治疗，从而在生理上和情感上会感觉更好一些。"

当然，仍有一些问题还没有找到令人满意的答案。我们将从所有问题中最基础的那些谈起。

癌症到底是什么呢？

平常我们都把癌症当作是一种疾病，但它实际上是一个涵盖 100 多种疾病的统称，而且在这 100 多种疾病中都有无法控制的癌细胞在生长。

人体组织由相同和相关的一群细胞构成，这些细胞在生长和分裂，并替代已经凋亡的细胞。正常情况下，细胞的生长和凋亡基本上是按照相同的速度进行的。每个细胞内都有一个类似微型计算机的内置模块，它的作用是为身体的特定部位生产出正确尺寸和形状的细胞。有时，"计算机"运行错误，允许某些细胞改变它们的形状，而且其生长速度超过了需要，这样就导致了"种群爆炸"。如果这些离群细胞不能被身体自己的防御系统所吞噬，它们就形成肿块或者肿瘤。随着身体老化，细胞内部的"计算机"很容易出错，这就是癌症为什么在老年人中间比较常见的原因。

所有的肿瘤都是危险的吗？

并不是所有的肿瘤都是癌变或者恶性的；那些没有癌变或者恶变的被称为"良性"。良性肿瘤和恶性肿瘤最主要的区别在于，良性肿瘤中的细胞停留在原位，不会扩散到身体的其他部位。如果异常增长的细胞在其形成的部位引起问题，我们可以清除它以解除它对周围的组织的压迫。但是恶性肿瘤就非常麻烦和危险，它的细胞会通过血液或者淋巴系统扩散，然后在身体的不同部位形成新的或者第二个肿瘤。

为什么一些细胞会癌变？

这个问题目前还没有明确答案，但是关于细胞"计算机"遭到破坏后而发送错误的细胞生长信息的说法被大家广为接受。

在我们生活的世界中，有很多会导致癌症发生的致癌物。有人造的，比如香烟中的石棉和焦油；也有天然的，比如放射性物质。我们会在知情或者不知情时将这些物质吸入体内。许多化学品也被认为是致癌物质，某些杀虫剂、化学食品添加剂和颜料以及许多工业染料都受到怀疑。

此外，人们已经知道一些生殖器癌变与激素失调有关，而且病毒被认为是某一种或者两种癌症的诱因，尤其是宫颈癌（子宫颈部）。

细菌也会带来影响。幽门螺杆菌能攻击胃壁，引发癌变前的感染。虽然我们可以用一个疗程的抗生素来对付这种细菌，但如果对长期消化不良或者几周都没有好转的症状不予重视，是非常不明智的。

致癌物是否一直都会导致癌症？

显然不是。许多人长时间受到致癌物的侵蚀，但是并没有出现严重问题。究其根源，是因为他们体内的免疫系统早在致癌细胞形成肿瘤前就已经把它们消灭掉了。

即便是肿瘤已经形成，有时也很难处置。一位接受了肾移植手术的男士，他的情况就证实了这一点。做移植手术的外科医生并没有注意到被移入的肾内有一个小小的恶性肿瘤。就像平常术后一样，病人服用药物抑制自己的免疫系统，阻止他的身体对"外来肾"的排斥。

治疗进展顺利，但是随后的胸部 X 光片发现他的肺里出现了第二个肿瘤，这是典型的肾癌扩散的表现。医生立即对他的新肾进行了 X 光检查，发现原有的肿瘤现在已经非常明显而且生长迅速。

为了挽救他的生命，医生停用了免疫系统抑制剂，让他自己的免疫系统来进行这场战斗。但同时，他的免疫系统对移植的肾产生了排斥，不得不重新依赖透析，透析同时破坏了他肺部癌细胞的生长。

为什么免疫系统没有一直起作用？

这是一个充满激烈争论的领域。一些研究人员认为免疫系统是一个不断崩溃的过程。如果长时间接触致癌物质，老年人的细胞会老化，更容易出故障并且发生癌变。因此，癌症的发病率随着年龄增长会逐渐上升。

也有研究人员坚持认为，出现问题的原因是因为我们的免疫系统受到了以下因素的抑制，如慢性感染，高动物脂肪、高糖以及低维生素、低矿物质和低膳食纤维的饮食，以及长期精神和生理压力等。

癌症与压力相关。虽然这个观点颇有争议，但得到了很多人的支持，他们认为自己患病的原因与某一段时期内丧失亲人、裁员或其他危机引发的重大压力有关。当然，我们经常要面对生活改变带来的压力，但并不是每一个经历过艰难岁月的人都会得癌症或者心脏病。从这可以看出，最重要的因素是我们处理压力的能力，而非压力本身。

尽管存在着不同的声音，但是专家们都一致认为，癌症是很少由单一原因引起的。它通常是几件事情共同起作用的结果，它们使细胞生长、修复和凋亡的天平向负面倾斜。

亲人罹患癌症的消息的确如泰山压顶，我们该如何应对才能减轻自己的压力呢？

直面癌症对整个家庭而言都是一种充满压力的体验，我们必须接受这一点。我们需要牢记压力既是毁灭性的又是建设性的，结局取决于我们如何应对。虽然有一些应对压力的实用方法（在下文中将详细阐述），但是第一步我们应对自己的健康和幸福承担尽可能多的责任，方法是当心预警信号，并且一定要知道一些可以自助的小常识。

第二章　征兆和病因

肿瘤一旦扩散就会引起严重后果，所以最好的应对方法就是在肿瘤较小且易于处置时，及时发现和治疗。这种方法对一些有预警信号的癌症更好一些。虽然癌症在身体的某些部位隐藏得很好，症状也不明显，甚至完全没有迹象，但是也会有一些预警信号。也许它们根本不是什么不祥之兆，但是也应该让医生进行一下检查。

预警信号

• 身体任何部位出现肿块或者异常增厚，尤其是乳房。如果乳头有分泌物或者乳房形状发生变化，应该立即进行检查。

• 正常的排便习惯发生变化，持续腹泻或者便秘，以及／或者便血。

- 尿血，或尿频、尿失禁。
- 口腔溃疡久治不愈。
- 声音嘶哑、持续咳嗽或吞咽困难。
- 持续消化不良或呕吐。
- 正常月经期之间或者绝经后流血，任何出血的情况或有非正常排泄物。
- 皮肤溃疡经久未愈，变色；还有疣或痔的颜色、形状和大小发生改变或者出血。

检测手段

有一些肿瘤可以在早期通过广泛应用的、简单无痛的手段进行诊断，这就是人们所说的癌症筛查。

- 胸部 X 光检查：有时可以检测出较小的肺肿瘤。
- 定期牙科检查：可以确保及时发现口腔软组织的任何变化。
- 宫颈涂片：只需从子宫颈部刮取几个细胞，将其置于显微镜下进行检查。细胞的任何可疑变化都可以在早期被检测出来，并在发生癌变前得到相应治疗。
- 乳腺筛查：最简单的方法就是女性每月定期检查自己的乳房，了解自己的正常状况，以便尽早发现任何可疑变化。有些宣传手册对如何自检做了详细介绍（本书 222 页中列出了很多有用的地址）。妇科的医护人员也会解答任何关于自检方面的技术问题，另外大多数医生也会这样做。

一些女性天生就有"疙疙瘩瘩"的乳房，这使得她们很难判断乳房是否正常。其他女性因为有家族乳腺癌史，因此得乳腺癌的几率远远高于普通人群。医生会推荐这两类女性去专门的乳腺专科门诊进行检查。那里的医生或者受过专门训练的护士会为就诊女性每年检查一次，如果有必要的话，还会进行乳房扫描，这是一种特殊的乳腺 X 光检查，有利于发现太小而不易察觉的癌灶。

● 血液检查：可以用来诊断前列腺癌和卵巢癌，尽管准确率还没有达到 100%。

所有这些都是简单、无痛而且广泛应用的筛查手段，但是我们总是不善于利用它们，因为我们不是太忙就是太难为情，或者根本没有这方面的打算。

"当然，"我们会说，"这是一个好主意，我最终会抽时间去，但是现在……"。情况并非如此，为了保护自己，我们采取的每一步措施都是值得的。因此，如果有条件做这些检查，就要去接受检查；如果条件不成熟，那么就要努力争取。

积极行动

医生们越来越坚信，只要我们采取一定的预防措施，那么患上像皮肤癌、乳腺癌、肠道癌和肺癌等这些常见癌症的几率就会大大降低。

●吸烟。肺癌已经被证实与吸烟有着密切关系。不吸烟者很少得肺癌，而吸烟者还容易得口腔癌和咽喉癌。也就是说，尽管戒烟对吸烟者来说是件难事，但却是他们最应采取的措施。另外，有惊人的数据表明，因为与吸烟者一起工作、生活从而吸入二手烟的这些人，他们得癌症的风险也在增加。因此，我们所有人都应该积极行动起来，建议在办公室、电影院、火车、公共汽车等公共场所禁烟。

●饮食。"所有我真正喜欢的食物，"我的朋友苏西曾经抱怨道，"不是脂肪太多，就是让我可能得上某种可怕的疾病！要是所有的专家都达成共识就好了，但是他们却常常自相矛盾。"

我明白她的意思。关于何为健康饮食，已经有大量众说纷纭的文字材料，那些把我们西方人的饮食与日本人或者一些偏僻的非洲丛林部落里的人的饮食所进行的比较，并不一定都对我们有帮助。也许当你得知在日本得乳腺癌或者肠癌的人不多时，可能会觉得非常宽慰。但是接下来我们又会听说他们吃生鱼片、蕨菜、辣米粥以及与石棉有关的食物添加剂，而这些东西更容易导致胃癌的高发病率。因此，饮食交流也不见得有多么诱人。

我们吃的东西真有这么重要吗？特别是如果癌症并非

由单一原因引起的，那么我们的饮食还依旧重要吗？许多医生会说，饮食非常重要。坚持高膳食纤维、低动物脂肪、低糖的饮食方式并不能保证我们不得癌症，但是已有确凿证据显示，那些爱吃高动物脂肪、少食膳食纤维的人更易于得肠癌。同样的饮食方式还可能得肥胖症，而乳腺癌和子宫癌在肥胖女性中又更为常见。另外肥胖者易于得糖尿病和心脏病，这也是事实。所以，明智的做法就是把我们的体重降下来，并且逐渐适应高膳食纤维、低动物脂肪和低糖的饮食习惯。

1. 高膳食纤维意味着

● 多吃全麦面包、新鲜水果和蔬菜。医生推荐每天吃 5 份水果和蔬菜。

● 少吃白面包、加工食物和快餐。

2. 低动物脂肪意味着

● 多吃豆类、鱼类和鸡肉。

● 少吃红色肉类（牛肉、羊肉）。

● 多喝脱脂奶，多吃低脂奶酪和不饱和奶油。

● 少吃全脂奶制品。

3. 低糖意味着

● 少吃白糖和含糖食物。为了控制糖摄入量，我们需要非常仔细地阅读食品罐和包装袋上的标签。

以上推荐的是一般意义上的健康生活方式。如果这些建议真的能帮助您预防疾病，那就更好了。这样，我们不但没有损失什么，而且还会赢得一切。

毫无疑问，古铜色的肤色确实能为你的身体增添光彩。但是我们应该理性地控制自己对美丽的古铜色的迷恋，特别是像我们这种皮肤较薄的人，非但难以晒成古铜色，反而更容易长雀斑或者被晒伤。无论是大人还是小孩，都应该涂抹高防晒指数的防晒霜（SPF15 以上），穿防护性服装，在一天中最热的时候呆在阴凉的地方——这些都是非常重要的预防措施。因为过度暴露在阳光下会增加得皮肤癌的几率，其中就包括致命的恶性黑色素瘤，所以最好还是让皮肤保持醒目的白色。

这听起来可能并不那么让人感兴趣，但是为了保持健康，不论是采取何种措施，都意味着我们要勇于去做自己认为是正确的事情。而且如果有必要的话，还要准备做出与众不同的举动。所有这一切总结起来就是三件事：了解真实情况、计算成本（更多是从时间和关注点上计算，而不是金钱）并对自己的幸福负责。

第三章　检查，再检查

"如果能早一点儿知道发生了什么事情，我可能会感觉更好一些。但是现在，我觉得自己像是被蒙着双眼走迷宫一样。"

"对癌症病人来说，最糟糕的事情是，"玛丽说，"它总是隐藏在你的体内，你不能看着它说'这是癌症'。就是医生也不能单凭你告诉他的感觉来做出诊断。我认为我的胃痛是消化不良……医生却怀疑我得了溃疡，所以只有在医院进行了检查，我才知道真正的问题出在哪里。"

玛丽和她丈夫对此感到非常难过，但是她的医生并没有过错，因为不同的疾病表现出的症状有可能都是相似的。最好的办法就是尽力在刚发病时消除最简单的、最有可能的病因。如果此后的诊断还是不明确，那么医生要做的第一件事就是确定原发部位，不管是肿块还是别的什么东西。通常可以通过造影或者普通 X 光、扫描、超声波、血液检查或者直接对身体内部进行可视检查（内镜）等方法进行。

1. X 光摄影

胸部和肺部很容易检查——不需要任何特殊设备，普通 X 光就可以看得非常清楚。

但是扫描乳房时，就需要一种特殊的"乳腺 X 光"以穿透乳房软组织，称为钼靶 X 线，一般情况下，乳房肿块都是由患者自己先发现的。

如果需要对胃进行检查，病人可能得吞下钡剂。这是一种浓稠的白色液体（医用硫酸钡混悬液），它可以显示消化道、胃和小肠最上部的轮廓。当混合物通过该部位时，可以拍摄不同的造影 X 光图像。

当然，也可以用同样的方法对大肠进行检查。使用钡剂灌肠，它可以通过直肠进入体内。

静脉肾盂造影（IVP）是一种 X 光造影，用于肾和膀胱的检查。在这种检查中，医生会在前臂的血管中注射一种液体，一旦到达肾和膀胱时，就可以形成 X 光片。

此法还可以检查胆囊，但是这种情况下就需要吞服造影剂。

如果需要对淋巴系统（与体内的血液系统平行，并且携带对付感染的淋巴液）进行检查，可以向脚部淋巴管注射造影剂，它可以逐渐进入腿部和腹部。这被称作淋巴管X射线照相。

2. 扫描

在医生的武器库中还有两种更高级的 X 光，分别是 CT（X 线计算机体层成像）和 MRI（磁共振成像）。使用 CT 扫描，当扫描仪在患者身上旋转时，可以拍摄许多分层照片，从而最终生成整个身体的三维图像。MRI 扫描是使用磁波而不是放射线来形成图像。当造影或者普通 X 光无法生成高清晰度的图像时，大多都会使用上述两种复杂的仪器。

还有其他扫描方法，比如吞服或者注射微量的放射性物质来显示某些部位。骨骼、肺、膀胱、肾和甲状腺等部位都可以用这种方法进行检查。

3. 超声波

大多数人都知道超声波扫描仪是用来孕检的，却不知它还有其他用途。利用超声波发射到人体，通过接收和处理载有人体检查部位特征信息的回波，并显示在屏幕上。图像完整后可以保存起来，作为永久的记录。

4. 血液检查

血液检查是医学中最常见的检查之一——相信大多数

人都有过"抽血"的经历。血液检查主要用来诊断和鉴别诊断一系列疾病，但却不是诊断癌症的主要检查方法，除非是怀疑患者得了前列腺癌或者白血病。还有另外几种肿瘤的确会产生"标记蛋白质"，出现在血液中——可以通过血液检查对这些肿瘤进行早期预警。

5. 内镜

近年已经研制出许多光学纤维仪器，扩大了医生的视野，可以对以前肉眼完全看不到的身体部位进行检查，这些检查被称作内镜检查。其检查部位包括：
- 直肠和大肠末端——乙状结肠镜检查。
- 整个大肠——结肠镜检查。
- 食道、胃和十二指肠——胃镜检查。
- 肺——纤维支气管镜检查。
- 膀胱——膀胱镜检查。

这样的检查不需要病人在医院呆一天以上，而且可以服用镇定剂来放松，所以病人的不适感很轻微。

关于这些检查医生会告诉我多少？

许多医生会尽可能多地告诉我们想知道的东西。但是，在焦虑的时候，我们的注意力很容易受到疾病影响而发生转移，如果此时保持沉默或者犹豫不决，就会给医生造成一种错觉——我们不关心自己的病情。

我们可以提前将自己困惑或担心的东西列成表，这样一旦当我们听到可能会出现一些严重问题时，不会一下子想不起来该咨询些什么，也可以避免再次预约医生。

下面是一些可以提出的非常有用的问题：

- 为什么必须检查，它的目的何在？
- 怎样进行检查？
- 需要做特殊的准备吗？
- 检查时是否有可能会不舒服？
- 有没有即时或者长期的风险和副作用？
- 检查需要多长时间？
- 进行检查需要住院还是在门诊？
- 如果检查结束后病人不需要在医院过夜，那么是否可以立即回家（开车是否安全）？或者需要留观？

当病变部位已经确定，接下来做什么？

即便医生已经找到发病部位，并从病变部位提取了一小块组织样本，但在结果出来之前，他也不能确定患者是否得了癌症。病理师会在显微镜下对该组织中的细胞进行检查，这被称为活体切片检查，通常由外科医生完成，但有时也会由做检查项目的其他医生来完成。

比如，做内镜检查，在查看一个器官的同时，医生可以用同样的设备切下一小块组织。有时，需要把针头插入体表或靠近体表的肿瘤里切下一小块组织或者抽取几滴液体，乳腺、前列腺和皮肤肿瘤一般都是这样处理的。如果肿瘤比较小，可以全部切除下来再进行检查；如果不容易切除整块，也可以切除一部分进行检查。

如果是癌症，该怎么办？

如果癌症诊断确定无疑，那么医生在制订治疗方案前要确定以下几个问题：

- 肿瘤有多大，是否包括了周围的正常组织？
- 肿瘤是否已经扩散到附近的淋巴结？
- 肿瘤是否已经扩散到身体其他部位？

医生将会依赖早期检查（或者随后认为有必要进行的任何检查）中发现的问题以及其提供的答案，制订治疗方案。在传统治疗中，医生可以使用三管齐下的诊疗方法：手术、放射治疗或者化学治疗。

1. 手术

这是经常使用的治疗手段。如果肿瘤被确定在一个部位，而且没有扩散到较远的部位时，那么通过手术完全有可能治愈。重要的是，要把肿瘤全部切除干净。为安全起见，外科医生会切除肿瘤生长部位周围的部分健康组织。

另外，他也可能会切除附近的淋巴结，作为一种预防措施。

若肿瘤不能被全部切除，进行手术也可能会让病人觉得好受一些。通过手术可以绕过病灶闭塞处来缓解疼痛等症状。

2. 放射治疗

放射治疗是使用经过仔细计算的密集射线束来杀灭癌细胞的一种方法。它可能会使肿瘤变小或者彻底消除。但放射的同时会杀死正常的细胞，因此，为了尽可能地保护健康组织，放射治疗通常按照几天或者几周内的小剂量方式进行。

放射治疗主要用于以下三种情况：

（1）癌症早期杀灭恶性细胞（常用于皮肤癌）。

（2）作为术后的"备份"——杀灭任何从大肿瘤中"逃跑"的离散癌细胞，以及在淋巴结中二次生长的癌细胞。使用这种方法时，放射治疗就像部队中担任后防的士兵一样，在大战役结束后将残余的抵抗力量收拾干净。

（3）让一个已经大面积扩散而且无法通过手术根除的肿瘤变小，或者延缓它的生长速度。放射治疗也能用来缓解疼痛，特别是骨癌。在治疗某些癌症时，需要放射治疗和化学治疗结合使用。

放射治疗由一台放射机器进行，它能穿透肿瘤处的皮肤而不对病人产生辐射。还有一种放疗方法是在体内尽可能靠近肿块的地方植入放射性物质，以针对某些肿瘤靶向治疗。

现在有一种比较新的治疗早期前列腺癌的方法，叫做短距离放射治疗。这种方法是把多个微量放射种子直接植入前列腺内，它们会在未来 9 个月时间内形成经过计算的放射量，这些放射性种子不需要从体内取出。而与之相比，绝大多数其他类型的放射性植入物都要求病人短期住院，而且病人会被安排在一个单独的房间里进行护理。因为一旦放射性植入物到达指定位置开始作用后，对他人而言就是一种小的健康威胁。到治疗末期，植入物都会被取出，病人可以立即恢复往常的社会生活。

3. 化学治疗

在第一次世界大战中，一位法国医生发现，那些遭受芥子气毒害的士兵的血液构成发生了显著变化——某种血细胞的数量显著减少。

这一发现启迪了用药物减少癌细胞的想法。在过去 40 年中，人类已经研制出许多能杀灭快速分裂的细胞的药物。但遗憾的是，它们杀灭癌变细胞的同时，也杀死了正常细胞。因此，医生在使用这些药物时不得不加倍小心。使用这种方法的前提是将癌细胞全部杀灭，同时正常的组织最终能够完成自我更替并对受损部位进行修复。

与手术和放射治疗相比，化学治疗的优点在于它能作用于全身，而不仅仅是针对所治疗的病灶局部。在癌症已经大面积扩散时，化疗将会非常有用。

化疗的缺点是药物并不会对它要对付的细胞精挑细选，因此身体中存在正常快速分裂细胞的部位，比如骨髓（造血）、肠道、毛囊、睾丸和皮肤等会受到严重影响，可导致血液构成发生错乱、头发脱落、男性不育。这些症状以及化疗引发的其他问题，均被看作是副作用，而且它们造成的麻烦会抗衡药物在治疗期间所起的良好作用。

一些癌细胞对化学治疗非常敏感，因此忍受治疗时产生的副作用是值得的。

一旦化疗被确定为最佳的治疗方法后，无论是单独进行，还是与手术或者放疗一同进行，都会以以下三种途径给患者用药：口服有药、肌肉或者皮下注射、静脉注射。

用一种药物或者几种药物进行治疗，具体情况要视癌症的类型而定。有些病人需要住院数周，而有些病人需要进行几次 3~4 天的疗程，每个疗程之间通常间隔几个星期；还有一些病人不得不在相当长的时间内服用药片。

稍后，我们将考虑如何帮助病人克服术后的问题以及由放疗或者化疗引起的副作用。但是在治疗前，需要与癌症期间面临的一个最大问题进行斗争：你如何向诊断结果妥协并且接受这场战役已经打响的现实——真的要直面癌症吗？

第四章　面对诊断

当病人得知癌症诊断结果后与医生讨论治疗方案，是医生与病人进行的最重要的面谈。

——雷蒙德 M. 罗文代尔

"医生告诉我得了癌症时我做出了什么样的反应？震惊，震惊，还是震惊！我的胃似乎在永世难解的苦楚之中翻腾。我简直不能相信这会发生在我身上，我恐惧至极——为我家里的其他人而不是我自己。"

"知道自己得了癌症也算是一种解脱，此前的一年才是真正恐怖的日子：努力去说服我的医生我真的生病了，却经常被搪塞过去，别人还觉得我像神经病。当最后得知自己需要应对的问题时，我才能开始工作。"

"我的整个世界似乎塌陷了！它是一项常规手术，我也感觉良好，但是在我紧接着见医生时，医生告诉我他们发现了一个小肿瘤，恐怕我需要接受更多治疗。'这不是真实的情况，我简直无法理解。'尽管是炎炎夏日，我的心中却是一片寒意，只有一个词从我脑海闪出：为什么？"我如行尸走肉般开车回家，在恍惚中穿越阳光普照的大街小巷，它们生机勃勃，美丽动人，但是我的内心深处却被这可怕的茫茫黑暗所笼罩——"我体内有个肿瘤?!"——它让我觉得彻头彻尾的肮脏。

"当有人告诉你得了癌症时，你感觉如何？……那时我脑子里的第一个念头就是，我不能让我的感情表露出来……我打起精神，回想起多年来'不要举止失常或者大惊小怪'的警告，我用温和的语气回答道，哦，天哪，我想可能是吧。"

"后来在偷听提供消息的人和护士长之间的对话时，我听到'我已经很清楚了'，而我却一点都没有弄清楚……但是我没有发怒，也没有哭泣，也没有让他难堪或者用史上著名的希腊式谋杀杀了他，所以对提供消息的人而言一切都很顺利。他在管理我的危机时既鼓掌同意，又表示非常难过。我很庆幸他非常难过，我自己都觉得非常难过。我想每个人都会感到难过——任何一个理性的人如果不感到难过的话，对我而言似乎是无法想象的。我认为'非常难过'值不了什么，它留给我的只是鼓掌同意而已。还不够，还不是太够……它是一种令人郁闷的、没有准备好的相逢。"

"很难准确地说清楚我的感觉。我只知道这种感觉厚重无比，而且压倒一切……我与那些描述他们是多么恐惧的人能产生共鸣，我也同样与那些承认愤怒、痛苦甚至罪恶的人能产生共鸣。对这所有一切，我都感同身受。"

"在孩子们从学校回来嬉戏打闹着穿过栅栏的 5 分钟前，电话铃响了。我站在大厅听医生说，活体切片检查发现有一处恶性肿瘤，建议我必须返回医院。好像医生在和别人说话一样，我想到的只是：'我该向孩子们说些什么呢？上帝，请你不要让他们注意到我出了问题。'我不是那些经常以一种戏剧性的方式聆听上帝的人，但是我知道这是上帝的声音，因为我被庇护在安宁的披风中，这种安宁一直伴随我的治疗内外。我最好的朋友不愿称我为一个平静的人——我的绰号是'暴风雪'，因此我知道暴风雪来自我身外。"

"我告诉医院，如果能让我确信有治愈的可能，我会接受你们所提供的化疗。否则我只想死去，而且是尽快离开人世。"

"没有人告诉我已经确诊，但是医生提醒过我丈夫，我可能只有几个月的时间了。一旦我知道了真实情况，就决定开始抗争——做一切我能做的事情，接受一切能够让我活下来并目睹我孩子长大的治疗。"

当然，那些与我分享各自经历的人，他们的反应都是独特的，而且处理自己所面对困境的方式也各不相同。

尽管具体情况因人而异，但是每个人都承认听后十分震惊（即使还没有收到详细的诊断结果）、想去拒绝正在发生的事情并且感到恐惧。我们一直都期待远离癌症这种疾病，但是如果前景不太乐观，那么恐惧就会自然而然地增长。

"接受你得了一种可能会丧命的疾病是一回事，"多萝西说，"而别人告诉你，你得了一种会送命的疾病则是另外一回事——除非出现奇迹。我觉得，开始时我的精神都要崩溃了，但是有三样东西一直支持着我：一个是诚实积极的医生，他视我为完整的人而不是疾病；第二个是在我身后支持我、不让我放弃的家人和朋友；最后一个是信仰——虽然时而动摇，但我必须坚持回到我自己的信仰中——上帝真的是站在我这一边的。"

- 一个诚实积极的医生。
- 一个负责任的、支持的家庭。
- 一个决心已定而且对自己有信心的病人。

这三者构成了与癌症斗争的坚强战斗力。但是这种有效的团队作战不能只是开了个头，还必须持续进行下去。在战斗过程中，它通常会缓慢地、痛苦地并且经过多次摔爬滚打后才能铸就。在这个痛苦过程中，第一个要接受的考验就是我们如何对待诊断结果以及它所带来的一切后果。

谁把什么告诉了谁

什么时间？

第一个知道检查和活体切片检查结果的人是医院里的医生。如果是在门诊做的检查，那么专家会安排病人在门诊室进行第二次见面，讨论检查结果和治疗选择，也会通过信件或者电话通知他们的执业医师。

会直接告诉病人情况吗？

没有必要。如果病人正处于探查手术的康复期，那么他们可能需要几天才能恢复，此后才能提出关于他们情况的问题。大多数医生都喜欢病人自己问他们，而不愿主动告诉病人癌症的信息。

在病人知道病情前，家属可以询问诊断结果吗？

现在，医生在对病人病情保密这件事上面临巨大压力。许多医生认为，先告诉病人病情的做法是合法的、符合道义要求的，当然应该要求直系家属在场。如果亲属无法到场，在病人同意的情况下，医生可以晚些时候再与家属交谈。

如果家属不想让病人知道诊断结果时会发生什么？

有些病人如果知道自己患了癌症，就会放弃治疗，所以他们的家属都会恳请医生不要告诉病人真实情况。而一些病人家属却想采取"直截了当"的策略："让他自己过去吧，这样我们就能回到正轨了。"

这两种方法都有明显的缺陷。

其实，我们都知道我们中有很多人不愿意去传递此类消息，因为我们自己害怕，不知道将来如何应付，不知道将来如何支持他们渡过难关，害怕看到自己所喜爱的人在如此困难的局面下一步步妥协。换句话说，我们怀疑的是我们自己拥有的资源能否满足病人的要求。

幸运的是，我们通常都会低估人们在面对危机时所拥有的勇气和力量。是的，有时人们会焦虑、恐惧、沮丧、拒绝，甚至可能是愤怒和内疚——这些都是我们在幸福至上的社会中需要花费大量时间去努力避免的负面情感。但是如果我们能够坦率与诚实面对，就可以克服这些痛苦的情感。如果我们用掩藏和欺骗来处理，那么从长远来看，我们会冒更大的风险，代价是不幸福。考虑到所有因素，医生通常不愿意选择这样一条道路。

上文提到时间是最重要的。如果被告知得了癌症，你会面对很多危机，这时仅仅说几句振奋人心的安慰话是不够的。我们应该给病人提供以下信息：

● 在正确的时间——通常在病人询问或者以某种方式表明他们想知道出了什么问题时。

偶尔他们会表现得希望自己一无所知，但是大多数人都会对发生的问题深感怀疑，而且希望有机会来表达自己的恐惧。诸如医生经常会提出"有什么你想问的吗"，这就是给病人提供必要的机会来表达他们的恐惧。

● 用正确的方式——最理想的方式是病人身体上和情感上都能接受的。

● 由正确的人——通常由医生来告诉方式。

● 用正确的量——许多人不能一次全部接受，需要花费很长时间来消化和妥协。

"我最终意识到，"简说，"无论发生什么事情，生活永远都不会像从前那样了。我希望回家，一切恢复正常，但是现在我知道自己不能期待这些。我不能把时间拨回来或者逆转我体内的变化。因此，我需要向前走，并去发现一种新的正常状态。"

医疗层级

"我觉得我好像撞在了一堵墙上！"比尔"砰"地扔下电话，狠狠地在墙上砸了一拳，"我给医院打电话，想问一下玛丽的情况，但是我能从护士那里得到的全部消息却是'她很舒服'，还有'像期待中的一样好'。当我问他们做手术时发现了什么，他们却说不能提供这类信息，而且我还得去见医生。但是我到了医院，通常都看不见一个医生。如果没有医生，我就无法确定是否有医生在负责玛丽的病。似乎他们已经开始玩弄沉默的阴谋了！"

医院看起来就像一个令人困惑的地方，比尔和我们中的大多数人一样，看似已经解决了"谁是谁"以及如何帮助他找到走出迷宫通道的问题，但实际上并没有。一些医院的确向病人发放信息手册，但是大多数医院却不告诉人们探视时间以及探视时可以携带的物品。很少有医院会意识到医疗层级对那些局外人所造成的困扰。

在医院里，医生以团队或者公司的形式开展工作。

咨询医师，在梯子的最顶端，他可能是一个内科医生（被称作医生，"Dr"）或者手术医生（被称作先生，"Mr"），如果医院同时也是学医者的培养中心，他还可以被称作教授，他掌管整个团队，他的名字不会出现在病人床头的住院表或者诊所的告示牌上。在他的副手即专业注册医师的陪同下，他一周两次、三次或者多次对病房进行"类似国事访问般的探访"。

专业注册医师，一定要非常称职，而且有多年从事自己所在领域的医学经验。

高级住院医生，年轻一些而且经验不多，但是也依然称职。他们陪同咨询医师巡查病房，但是也会经常在病房里监督内科住院医生或者外科住院医生对所治疗的病人的日常照顾情况。

内科住院医生或外科住院医生。这些医生会在近期内取得资格，而且要工作较长时间，每天呆在病房里，有时晚上还要值夜班。

因此，比尔（或者任何想得到信息的人）应该联系谁呢？

在探视时间内，住院外科医生或内科医生会在病房，特别是如果医院在下午和晚上较早有开放探视时间时。询问护士或者护士长是哪一位住院医生在照顾你的亲属，然后要求见这位医生。他们即便不在病房里，通常也会在医院里。如果你的亲属还没有被告知诊断结果，内科住院医生或者外科住院医生可能会告诉你咨询医生什么时候会和他们谈话。在此之前，他们可能不太愿意告诉你更多的信息，但是如果你觉得你想和主管医生谈话，你可以记下咨询医师的姓名，和他们的秘书联系（工作时间在医院里），安排预约。如果咨询医师只在你上班的时间有空，他可以通过电话与你交谈，但是显然当面交流效果会更好。

提前准备好问题清单，防止大脑到时候一片空白。不要觉得把答案写下来是一件很尴尬的事情，写完后要再检查一遍以确定自己的理解是否完全正确。

下面是一些对你可能会有所帮助的问题：

● 我的亲属出了什么问题？

● 能提供什么样的治疗？

● 如果已经做了手术，切除了什么？有无治愈的可能或者仅仅只是缓解症状？

● 术后病人需要住院多长时间？

● 之后会需要安装其他任何医疗设备吗？如乳腺癌手术后装假体。

● 是否还需要进一步的治疗——化疗或者放疗？

● 治疗中包含的风险是什么？不治疗又会有怎样的风险？

● 前景如何（预测）？

这些问题会不止一次需要问及。病人和家属在不同时间得知早期诊断结果后，如果能够一起去见医生，就会对医生说的东西理解得非常清楚。实际上，许多医生都会计划第二次约谈的，因为当我们第一次听到"癌症"这个词时，我们的情感可能会纠缠于此，以至于对谈话内容根本无法上心，事后还抱怨医生什么都没有告诉我们。

约翰是和妻子一起听到他患前列腺癌的消息的，而且约翰仍然是用他平日的那种冷静与医生进行面谈。他希望知道实情。他与医生讨论了短期治疗与长期治疗的细节，并做了详细记录。约翰知道了他所要面对的东西，而且应付自如。回到家中，一个朋友问他感觉如何。

"很好，"约翰说，"我对自己所要斗争的东西了解越多，我就越有信心。医生看起来对我的问题还不是太肯定。"

约翰正在遭受选择性倾听的折磨。他的大脑熟稔产生的问题，但是从感情上他又拒绝接受。在与这种局面最终妥协之前，他还需要几周时间来慢慢重复，并不断安慰自己。

第五章　关心与分担

"我拼命地想帮忙，但是在麦克手术后的头几个星期内，我简直是手足无措，不知道该说什么、该做什么。而且，我说的或做的事情似乎常常都是错的。"

"我对我的病有自己的看法，而且我需要让这些看法得到认可。其他人接受我所说的东西，甚至同意我的观点都不重要；我需要有人聆听，并且考虑我的感受。但是所有人似乎都赞同应该以自己的方式编写剧本，却根本不给主角留下太多说话的空间。"

"我觉得我应该是强者，去帮助我母亲渡过这个难关，为她处理……但我知道只要一谈论她的病情，我就会哭泣，会担心她变得更加脆弱。这在我们之间竖起了一堵墙。但是有一天她说，'你认为我快死了，不是吗?'我们一起哭了起来。紧接下来，我们之间的障碍物轰然倒塌，从此以后她会支持我，我也会支持她。我们时刻都在一起。”

“我需要时间，需要时间进行调整，考虑清楚问题，并用我自己的方式把握局面。但是人们一直在刺激我，不停地问我感觉如何——他们似乎不能理解我需要独自悲伤。”

“我不知道该怎样去做。”

“我想说话。”

“我觉得我必须是强者。”

“我想独自待着。”

上面这些话语听起来是否很熟悉？虽然基本场景不同，但是都是在得知诊断结果的初期发生的。这一进期，许多人觉得自己好像正在穿越雷区，却没有警犬或者探雷器探路。我们感觉简直无法应付这种可能是第一次面对的局面。无论是支持者的“第一梯队”——直系亲属，还是储备库成员——作为家庭或者朋友的外围人员，我们的反应都可能会让处于焦点的患者觉得这段时光更加艰难或者容易。

帕特里夏·多尼是一位专门为癌症患者服务的理疗师，他在《护理肿瘤学》中写道：

“那些希望对别人有所帮助的人，需要充满同情而不是多愁善感，需要切实可行而不是铁面无情，需要在看似一片漆黑时传递希望，需要愿意倾听，需要知道什么时候应该保持沉默、什么时候应该寻求帮助，要做到这些并不容易，需要依靠经验来掌握，从那些从事关怀和分担工作的人那里学习。"

关怀和分担工作，这真的可以总结一切，表示我们关心而且愿意分担——不仅有另外一个人正在背负重担，而且又动用我们自己的内在资源。但是我们该如何有效地将理论转化为实践呢？

理解病人

理解患病的人要比了解这个人所患的疾病更加重要。

每个人都是不同的。我们承认并接受这个事实是非常重要的！尽管被告知得了像癌症这样的疾病非常重要，但更重要的是，要了解并努力理解这个与疾病斗争的人，并且允许他们用自己的方式去对付这个疾病。

一个人面对人生的这一场危机该如何妥协，这没有准确答案。我们不能犯错误：这也正是每一个癌症病人的境遇。即便有望治愈，但在诊断的时候他们也可能会失去很多东西。

当然，病人目前会健康受损。

• 角色受损：他们不能再像往常那样去做家中或单位里所做的事情。

• 控制受损：由医生和其他人来告诉他们什么是最佳的选择。

● 还有可能生命受损。

这不是一个我们任何人都愿意去选择的局面。

这些东西的损失有可能会引起不同程度的沮丧和焦虑。一个人能够在这方面承受多少取决于他们的秉性、自身的内在因素以及负重。沮丧和焦虑等情绪并非一定会产生，但是一旦产生了，我们不应该感到惊奇——对他们或者我们而言它都不是失败的标志，而是一种正常的人类反应。这些情绪需要被接受和认可，而不是被忽视，同样，病人也需要得到关爱而非愚弄。

一位高明的咨询医师把感同身受定义为"你的疼痛在我心中"，这也是关怀所包含的内容。它意味着分担他人的疼痛，和他们一起进入他们的空间——不是去批评和谴责而是去认同，在他们需要我们的时候，可以随即找到我们，而且这不是由我们的时间安排来确定的。

认识悲伤周期

癌症是一种威胁生命的疾病。对那些罹患癌症的人来说，尽管处在发病的早期，但得知死亡的真相后也会很痛苦。正如一位病人指出的那样："我突然意识到癌症的诊断不见得就是我与死亡的约定，但是正是这种诊断让我明白每个人迟早都会有死亡之约。"

伊丽莎白·库伯勒·罗斯，一位出生在瑞士现居住在美国的精神病医生，最先提出要积极地关怀和支持那些处于这种局面中的病人。她把病人濒临死亡的情感反应分为 5 个阶段。病人不见得会经历所有阶段，或者按照相同的顺序去经历，但是知道这些阶段就会对自己非常有用，一旦它们出现时，我们就不会觉得惊奇。

1. 拒绝期

"这不可能发生在我身上。"这是面对任何不利消息或情况时的正常反应，我们也目睹了大多数人第一次面对癌症诊断时就是这样的反应。拒绝的行为就像一个缓冲器，可以创造出一个安全区，让我们暂停片刻并且适应形势。一段时间以后，大多数人会逐渐承认正在发生的一切，尽管他们需要一些帮助才能做到这一点。

以约翰为例，这个病人被告知诊断结果而不是"听到"它。他需要别人提醒他已经说过的内容，无论何时提出这个要求，他都很实事求是，而且不会因为第一次（或者是第二次、第三次）没有听到所说的内容而被别人责备或者批评。

玛丽"听到"她的诊断后，坚持认为是医生弄错了。于是她要求医生给出第二个诊断结果，然后是第三个。她的丈夫一开始也支持她的行为，要求进行其他咨询，并陪她去看医生。但是当她的行为耽误了治疗，使自己面临风险时，她丈夫决定用证据和她拒绝所面临的危险来唤醒她。直到这个时候，她才能够坦然接受。

偶尔会有病人在接受治疗的同时，仍然继续坚持他们的拒绝态度，就像那位在收容所里接受照顾的已经处于癌症晚期的老妇人一样。

"我想不通为什么我会在这里，"她向一位护士透露，"除了我之外每个人都有癌症。"而且直到她临死那天，她都坚信事实如此。护士没有试图与她争论。因为护士知道病人已经得到了医生对于病情真实情况的解释，而且护士认为这种拒绝是病人自己应对这种局面的方式。病人这样做没有危及自己，而且她用自己适宜的方式处理病情的权力受到了尊重。

2. 愤怒期

"为什么是我?"这是医生在诊断时遇到的最常见的问题之一。"为什么是我得了癌症?""为什么是我?"事实上，与得了肿瘤后意味着什么相比，许多病人似乎更关心为什么他们会得这种肿瘤。

当然，问题可能是对信息的真切需求，但是它通常是潜在的愤怒和悲伤的表现。当面对一种无法容忍的境况时，责备别人是自然而然的。

一些人责备自己，会用诸如此类的问题痛斥自己：

"我为什么没有戒烟?"

"我为什么没有定期去做乳腺检查?"

还有一些人责备医生："如果他更加仔细地倾听我的情况，他早就应该发现问题了。但是我的医生总是如此匆忙。"

许多人责备上帝，但是努力去压制他们的愤怒，因为他们觉得有必要保持一种虚伪的表象。

凯是一位护士，也是牧师的妻子，她对自己病情的反应会让大家觉得毛骨悚然。

"当诊断结果确定无疑时，我非常痛苦，也十分愤怒。我把自己的一生都奉献给了他人，因此我自问（因为我不敢问其他人——它听起来那么不神圣），上帝为什么会允许这一切发生在我身上？我做错什么了，非要让我来承受这个结局？有时我会为有这样的想法而感到罪恶，有时也会觉得如此愤怒是天经地义的。表面上看，我是在应对，非常勇敢，并给出了正确答案，但是私下我就像一座即将喷发的火山。"

幸运的是，能够感觉到她内心复杂情绪的那个人出现了，并且准确描述出了她现在的状况。

"牧师来看我，问我感觉如何。当然，我说出了我的标准回答，但是他接着说，'你有没有想过上帝在这一切中做了什么？'"

"我让他知道了我是怎么想的！他似乎没有感到震惊，也没有争辩。他只是聆听，然后说，我对'为什么？'这个问题无法回答。也许有一天上帝会向你展现，也许不会。但可能那是个错误的问题。你有没有想过问'是什么'？上帝想让我在得了这种疾病的过程中对我的人生做什么？问他那个问题，不要害怕告诉他你觉得是如何困惑、愤怒和受伤害。他知道一切。"

"这并不是我想听到的。但是仅仅告诉别人就是一种如此幸福的解脱，因此我按照他说的去做。慢慢地，愤怒消失了，我开始用一种完全不同的态度来看待整个事情。"

像凯一样，很多人都压制自己的愤怒，而且通常拒绝承认这种愤怒的存在，因为从童年起，他们就被教会"好人不会动怒"或者其他说法。愤怒不一定就是错的，而且用正确的方式表达愤怒也是治疗的一个重要组成部分。伊丽莎白·库伯勒·罗斯医生说："那些不善于把他们的愤怒和沮丧表现出来的人，会心怀内疚，会纠结于未完成的事业。而那些有勇气尖叫、发怒，甚至认为必要时会去质问上帝以此来分担痛苦的人，往往在离世前的最后几天表情平静、祥和，脸上泛光。"

她坚定地相信，释放愤怒是非常重要的，因此她经常给她的病人或者家属一截短橡皮管。当情感宣泄达到顶点时，他们可以私下里用橡皮管打床垫或者沙发垫，以此来发泄他们愤怒的情绪，而不是用语言责骂他人，或者乱打一通。

3. 讨价还价期

"是的——但还没有。"用一样东西来交换另一样东西是我们一直在做的事情。即使是非常小的孩子也学会了同他人进行艰苦的讨价还价。因此人们把这些协商的技巧带到疾病的处理中一点也不足为奇。在这种情况下，与医生进行讨价还价，目的通常是为了赢得时间。"如果你能帮助我一直恢复到能够安排我女儿的婚礼，我就再不要求什么了。""我会接受你建议的任何治疗，如果你确保我能活着看到自己的孩子从学校里毕业的那一天。"

保持良好状态会对疾病的治疗产生正面影响。想活下去的人似乎能够更好地对付焦虑——这样就不容易受到失眠和食欲不佳的折磨。当然，这仅仅是医生对自己病人的希望，而且医生会在自己职责范围内，尽全力来完成他所承担的责任，但是最终的结果并不在医生掌控之中。这就是为什么许多人，无论他们是否有坚定的个人信仰，都要努力地和上帝讨价还价的原因。

斯泰拉说："我恳求上帝治好我，这样我就可以更好地侍奉他——我平日在教堂里就很忙。我许诺，治好我以后，他将得到我所有的赞美——我要让每个人都知道这是一个奇迹。我是认真的，我真的这样做了，所有这一切都是因为我想康复，我想和我的家人在一起。这一点上帝肯定也知道。"

乔治与上帝间有更多的承诺。

"如果事情很难处理，我有时会祈祷，即便圣诞节也会去教堂。但是当我面对自己可能时日不多这样的现实时，我想自己最好还是先理出头绪来。因此，我告诉上帝，如果他能让我好起来，不管有或者没有医生的帮助，我都不会斤斤计较，我还会定期去教堂，为要新建的楼提供一些资金帮助。"

让乔治吃惊的是，他在教堂非常受欢迎，但是应牧师的请求，他还是暂时停止提供资金帮助。

"他说，上帝需要的是我，不是我的钱。除了能买到宽恕外，我不能买到我的康复。开始时，我并不爱听，但是仔细考虑后我明白了，如果他爱我，无论如何他都会做最有益于我的事情。我无法摆脱癌症，但是我会坚持祈祷。而且我正在帮忙建那座新楼——没有附加条件。"

4. 沮丧期

我们已经看到，人们在需要面对各种损失时，不可避免地会因为已经被拿走或者可能被拿走的东西而感到悲伤。在患病过程中，这种悲伤会时涨时落。即使健康还没有达到全部损失的程度，但是这种预期可能会和现实一样痛苦。我们中的许多人都很难驾驭自己的悲伤，当看到自己所爱的人悲痛时就会更加难过。这时，我们又不知道该说什么或者做什么，但是这没有关系，因为通常少说更好。我曾经问那些癌症患者，什么东西帮助你们度过了疾病的这个阶段？他们回答，什么东西都没有帮忙。

"我需要别人认同我的感受——直面癌症是一件非常

痛苦的事情。那时，我不想被鼓励要振作，也不想被告知一切都会好起来。"

"我需要得到许可去哭泣、去愤怒、去大喊，直到自己觉得好一些。有人替我做了这些，当她的肩头被我的泪水浸湿时，她没有给我手绢，而是承受着一切。她一直等到我准备停下来才帮我擦干眼泪。"

"谈话并不见得是最重要的事情。但一定要有一个可以安安静静陪我待在那里的人，握住我的手，安慰我，让我知道我并不是独自置身于黑暗之中。他们在那里，而且我知道他们不会离开我——这是与众不同的地方。"

"我应该不太可能出去四处走动。我不想被人说成是一个骗子，因为我看起来气色不错——当然我更不想听到'我看起来很糟糕'这样的话！我不想听到我所有客人的麻烦事，但是我想知道外面世界发生了什么。有时，我想谈论我的疾病，但有的时候我连提到它都无法忍受。我最需要的是有两三个人，和他们在一起时不需要做任何掩饰，他们可以接受我在任何特殊场合下的反应，并且不会因为我无力应对而感到吃惊或者不安。还有那些永远不会放弃或者不再满怀希望的人——他们也不会让我这样去做。"

5. 接受期

这是悲伤过程的最后一个阶段，如同其他阶段一样，它通常可以被捕捉，然后短暂地消失，最后被更加全面地体验。

接受并不意味着放弃斗争，而是要向现实妥协。

接受并不意味着由一个人来担负起所有的责任，而是做好可能独自一人面对这种局面的准备。

接受也不意味着专注于不确定的未来，而是要把注意力集中在今日的欢乐和悲伤上。

那是一种理想状态，尽管不是每个人在一生中都能全部或者部分实现。它也不是病人一个人的目标。支持者如果想和病人以及医生一起合成有效的战斗力，也需要达成一定的共识。因此，考虑到病人的需要和反应后，让我们努力去探索他们的支持者该如何满足癌症对资源提出的要求。

第六章　理解我们自己

"你的父亲得了癌症。"这简简单单的几个字如同一瓢冰水泼在我的身上。对接下来的那个周末，我最深刻的记忆就是寒冷——尽管户外春光明媚，屋里是中央供暖，但我却感到令人毛骨悚然的寒冷。食物似乎粘在我的喉咙里，努力吃下去的一点东西也会从我的体内迅速排出。现在回想起来，我理解了当时我没有理解的事情——我的身体对我的大脑和感情方面经历的震惊做出了自然的反应。

这就是我们遇到的所有情况。我们可能会体验那些感情，它们是悲伤的一部分，以不同的方式（任何感情上的起伏总是直接传达到我的胃中）出现，但是我们能体会到它们。当然，我们和病人的亲密关系与癌症诊断结果对我们的影响程度是密切相关的。与萍水相逢的人相比，它显然会对父母、丈夫、妻子或者大一点的孩子的生活产生冲击。但是如果假定你正在读这本书，而你又觉得自己是患者的第一梯队支持者——家庭成员或至交，那么这本书就与你息息相关。在我们真正能够给予病人所期望的那种支持前，我们需要把一些事情理清头绪而非实物，但我们经常无法把握（可能是因为没有人想到来提醒我们）。

我们需要理解以下很多东西。

昔日的重负

在走入危机时，我们会在自己的脑海里设想出一幅什么样的图景？我想象一队难民因侵略军而逃亡奔命，随身尽可能多地携带金银细软。这个例子也许不能完全准确地阐明我们所做的事情，但它也并非是错误的。病人面对自己的疾病的方式会受到早年生活经历的影响，他的支持者们也是如此。

在我父亲病情确诊前的四个月，我的两个近亲死于癌症，而且我父母亲的狗也因为这种类型的犬科病在安静中"睡去"。因此"癌症"这个词在我们家中有一种非常糟糕的压力，别人也说我提着一个手提箱，上面就贴着"死于癌症的人"的标签。

我还有一个小包，很古老，也很破旧，里面装满了我当理疗师时治疗那些因为骨癌截肢后适应假肢的病人的体验。我还曾经为肺癌和乳腺癌手术后的那些病人做过呼吸练习和其他练习。那个小包上的标签应该是"癌症意味着大手术"。

现在还有一些行囊，上面的标签是"孩子们需要你"。因为那个夏天，我的两个年纪大一点的儿子正面临学校的大考。

这仅仅是我的家庭面对癌症时的一些经验，当然这也影响了我应对这种局面的方式。如果我当时已经意识到这一点，即便我没有发生什么改变，它也能很早就帮助我更好地理解自己的感情和反应。

损失的威胁

因为我们要面临很多的损失威胁，所以我们同样也会经历悲伤周期。

我们已经讨论过，病人经历拒绝期、愤怒期、讨价还价期和沮丧期后，最终会接受自己的病情。一旦我们知道了它有可能发生，当它真的发生时就很容易接受。而那些病人的亲朋好友同样面临着损失的威胁，他们的生活也会发生很多变化。

●安全受损：生活再也不能按照以前正常的模式进行下去，而且对未来还充满了疑问。

●控制受损：关乎病人生命健康的决定至少有一部分从家庭转移到医生专家手中。

● 支持受损：如果病人是合伙方或者家族内部中的强力支持方，那么至少在一段时间内，支持者会变成被支持者。刚开始，对双方而言都很艰难。不占支配地位的一方可能会抱怨自己被迫扮演了一个从来没有想过或者没有能力担当的角色（然后因抱怨而觉得内疚）。病人可能会觉得受到羞辱或感到没用，因为自己不能再像往常一样履行自己的职责。

● 关系受损：对于病人可能无法康复的担心，会威胁到既有的关系。

因此，我们不得不用自己的悲伤来走过这一阶段。许多人想在病人面前表现出高高兴兴、充满爱心、心平气和、积极乐观的样子，但是实际上他们却可能泪流满面、愤怒无比、焦虑万分或者沮丧至极，这时我们会认为自己很失败。但我们需要明白，在这种情况下我们并非失败者——我们只是一个普通人。这并不意味着我们的反应就没作用。它们照样能起作用，而且还需要与人分享。

有时和病人分享我们的反应是对的。一起哭泣可以打破我们之间的藩篱，让大家彼此能够真心面对。在家中与病人分享我们对各种情况的焦虑并且向他们寻求咨询，这样可以帮助那些生病的人，让他们觉得自己还能做出贡献并扮演一定的角色。但是当病人仍然在与诊断结果斗争并探讨早期治疗方式时，我们就需要非常谨慎了。

此时此刻，病人拥有自己的支持者是极其有帮助的。

这些支持者来自那些愿意倾听，并给予感情支持和实际帮助的人。他们与我们没有感情牵扯，因此能很容易看清问题，同情我们，实事求是并且积极乐观。当然，并不是每一个人都能提供上述帮助。但是如果我们很幸运拥有这样的朋友，我们要开心地接受帮助，并且忘记"对付"和"咬紧牙关"等字眼。如果我们没有朋友的这种支持，我们也不要羞于从专业人士那里获得帮助。有越来越多的人在接受培训，他们愿意帮助癌症患者及其家人，而医生会提供给我们所在地联系人的名单以及一些可以提供帮助的国家机构名单（见222页列出的有用的地址清单）。

面对现实

癌症发现之前的既存关系，在诊断结果确定后仍然存在。

得了癌症并不意味着病人一夜之间就成了神明，而且别人也不会主动地给癌症病人的亲属或者好友过多照顾。

在马高发现自己得了癌症前，他和妻子唐正在向有关人士进行咨询，以帮助自己理清婚姻中出现的问题，但是此后他们需要更加专业的帮助。马高的父母亲知道后非常震惊，觉得这真的非常不符合逻辑：毕竟，他们也有同样的老问题，另外还有一些需要应付的问题。

因此我们需要面对现实。我并不是说得癌症的经历不会让人改变——它会，而且经常会为所有涉及的人的生活开辟一种全新的、积极的阵地。这种变化是缓慢发生的。我们可以对自己想做的事情抱有梦想，但是我们的出发点必须建立在我们已经拥有的关系之上。我们需要认识到为了成为一个"好"病人或者一个"成功地关心的"家属，并没有可以仿效的原型，也没有被需要遵守的整套规则。我们每一个人都必须了解并接受自己的能力，要在其范围内工作。

接受限制

我们不需要挑起整个关怀的重担。

我们在得知所爱的人患上癌症后，很容易陷入感情的漩涡，觉得自己有责任从头到尾去处理所有的事情，并满足病人的每一个要求。我们希望我们对病人所做的一切都是对的，但是要想让另外一个人心甘情愿地接受这一切是不可能的。承认这一点可能会伤害我们的自尊，但是我们有这种心理准备时，就会觉得自己肩上的重担减轻了很多。

我们需要接受的是，没有一个人可以全爱全智、全知全能、无限支持并永不疲倦，也很少有人能够并愿意为病人和家属做一切事情。

因此在支持团队中，我们需要形形色色的朋友，因为每个人都能做出独特而重要的贡献。

其他人

我们必须允许其他人用自己的方式来应对出现癌症这种局面。

不是每个人都想，或者都能够成为支持团队中的一个主要部分。我们可能会发现，我们期待能够提供很多帮助的人，即便在家庭中，可能都没有办法提供那么多的帮助。

有时候原因是非常明显的。蒂娜的女儿目前10岁，她从6岁起就患上了幼儿类风湿性关节炎。每天，蒂娜都要在家里陪她一起练习，每周还要陪她去医院做两次理疗。她的丈夫一年前被解雇，正当蒂娜帮助丈夫开始创业时，她的婆婆又查出患了乳腺癌。蒂娜对她婆婆的情况非常关心，但是她觉得自己的体力和感情都已透支殆尽，除了每天给婆婆打一次电话、每周去探望一次之外，她再也无能为力了。

其他原因可能就不太容易理解了。安妮住的地方离她母亲家有两百英里，而她妹妹凯特的家就在她们一起长大的这个小镇上。但是当她母亲得了脑瘤后，安妮还是长途跋涉去见咨询医师，探视她的母亲，并在临终的日子照顾她。凯特坚持说她无法从工作中脱身，而且无论如何已经对病人"失去希望"，因此尽管她负责母亲的财务事宜，但她并没有给予其他实际的或者感情上的帮助。

如果我们面对这种情况，该怎么办？

我们可以用三种方法中的任意一种来处理。最理想的方法是，涉及的每一个人就愿意和能够贡献什么进行开诚布公的讨论。如果这一点实现不了，或者如果这种解决方法不是非常令人满意，我们就要尝试去理解为什么其他人会用他们自己的方式做出反应，并且允许他们用自己的方式处理问题，开心地接受他们能够给予的帮助。否则我们就会抱怨和生气。

前两个行动过程给了我们一个平台，第三个像一种腐蚀性酸，在当下危机结束和被遗忘很久之后，它会扭曲和破坏关系。

有帮助的建议

我们需要相信自己的判断。

人们喜欢提供建议，而且大多数类似的建议是建立在道听途说、对电视或杂志推销的流行药物一知半解的基础之上，这些会令人非常困惑或者不安，特别是当这条建议和别的建议产生矛盾时。

大卫·沃森是一位著名的基督教老师，被查出得了前列腺癌。在他从医院返回家中后（前景不妙，因为癌细胞已经扩散到他的肝脏），他做了一次广播访谈，坦诚讲述了他与疾病的斗争。或许是因为这次访谈的结果，他和妻子安妮收到很多好心朋友和陌生人寄来的书刊和文章。他在《无所畏惧》一书中写道：

"这些书大多数都建议专门的饮食，但是它们彼此之间又不一致，这让我们觉得非常困惑……这还给安妮一种我的命掌握在她手里的感觉……当我看到每来一本新书她就更加紧张时，我意识到从一种更好的饮食中所获得的任何细微收益都会被生活中与日俱增的紧张所抵消。尽管我并不怀疑有人能从严格饮食中获益，甚至可能用这种方式攻克癌症，但是我们觉得适合自己的简单调整，比如增加水果和生的蔬菜的摄入量、避免不必要的毒性物质，都是我们可以心平气和地做到的。"

我们会收到很多人的建议，但是我们更需要精心选择适合我们的建议，并且坚持下来，即使我们会面临一些异议。

一种至关重要的信仰

那些分享了自己如何应对癌症危机的人都坚持认为，如果他们没有对上帝的爱和"确定无疑的希望"这种信仰，整个抗癌斗争是不可能坚持下去的。当然，有一种至

56

关重要的信仰并不是对我们提出的要求。如果你相信生命就是你已有的全部，而且对自己的命运完全负责，无论上帝是否能够并且愿意在今天奇迹般地治愈病人，你至少已经无需提出慈爱的上帝为什么会允许受难的问题以及其他神学之谜。如果近期的民意调查可以信赖，那么只有一小部分人持上述观点。而其余的人对上帝都有信仰，只是从模糊到清晰的程度不等。一旦面临威胁生命的疾病时，就需要对这种信仰进行重新考虑和确认。我们稍后再考虑受难和治愈的问题，此时需要提出一些非常实际的问题。

玛丽一直是一个遵守纪律、虔诚笃信的人，而且总是尽自己最大可能去帮助那些需要帮助的人。但是当她的丈夫得了癌症时，她发现自己几乎不可能做祷告、阅读《圣经》、定期去教堂或者处理其他问题。她要去医院，还要处理自己家庭和兼职工作的问题。结果她累得筋疲力尽，以至于一坐下来就能睡着。她很担心，也有点儿害怕如果她表现出已经忘记上帝的话，那么上帝好像也会忘记她。

无论情况如何，汤姆都相信圣诞节是安宁和值得信赖的，因此当他为哥哥的病着急和害怕时，他认为自己很失败。当他不想让别人知道他是如何失望时，他会强颜欢笑，坚持说一切都会好起来——但是内心却在独自哭泣。

莎莉觉得她在遭受双重丧亲的折磨。

"当我面对父亲即将去世的事实时，绝望如同密不通风的浓雾将我湮没。我非常害怕，并且压抑无比。我不光要面对父亲即将去世的局面，而且我的天父似乎也离开了我的生活。我再也不能感觉到上帝的真实或者感觉到他在我身边。一开始我怀疑自己哪里做错了，接着我开始生气并且质问我的信仰是否一直就是一个惊天骗局。"

玛丽、汤姆和莎莉都需要学习——我们其余的人也都如此，特别是当我们开始把我们的信仰与这种新的经历联系起来时。

上帝之爱的本质

上帝爱我们之存在，爱我们之本质，而并非因为我们信教或者行善才爱我们。

赞美诗作者这样写道："如同父亲对孩子有恻隐之心一样，上帝对那些畏惧他的人同样有恻隐之心。因为他知道我们是怎样构成的，他记得我们是尘土。"

玛丽开始理解并采用简短对话式的祈祷，在任何时候都可以把她的问题带到上帝面前，不见得一定要用以前那种更为正式的方式。当她这样做时，她的信仰便转化成一种生机勃勃的关系，而非一种正式的仪式。当她最终无法为自己祈祷时，还有其他人替她祈祷，此时她可以放松下来并休息片刻。支持者可以在一段时间内变成被支持者，而且没有人会轻视她。

上帝所赐之安宁

基督徒们知道"安宁传递理解"是可能的，但是那并不意味着他们将永远不会体验或者承认悲伤和害怕。

上帝所赐之安宁是在暴风雨中出现的，而不是要取代暴风雨。在绝望时，汤姆让自己摘下面具，向上帝承认自己的焦虑，并和信任的朋友分担疾病的重担，只有这时他才开始发现这种安宁。让他非常惊奇的是，他并没有受到批评或者谴责，反而得到了别人的拥戴、祈祷和照顾，所有这些都是用他和他的家庭迫切需要却又羞于承认的实际方式进行的。

提出问题

上帝不会因我们的问题而谴责我们。

萨利体验到的那种孤立无援绝不是闻所未闻的事情。让"为上帝而受难"变得有意义，这是约伯一直努力做的事情，他因此成为了《圣经》中最著名的人物。成千上万的人已经体验过许多世纪以前被人们称作"灵魂的黑夜"的东西，那时上帝似乎非常遥远而且缺乏关怀。

它为什么会发生呢？它是我们自己带来的东西吗？有时它是。如果我们在内心中坚持滋养痛苦和怨恨，或者故意去做我们明知是错的事情，我们很快就能感觉到我们和上帝之间的阻隔。大卫王在赞美诗中写道："如果我在内心中珍视罪孽，上帝将不再倾听。"

耶稣在十字架上受难。当他把人类罪恶的千斤重担挑在自己肩头时，只有他自己知道那种我们无法感受到的被抛弃感。在彻头彻尾的绝望中他大喊："我的上帝，我们的上帝，你为什么会抛弃我?"他真的与上帝隔绝了，而且再也没有人需要面对那种终极孤独。

但是与上帝提升和坚定我们信仰的方式相比，我们很少纠正自己"灵魂的黑夜"。在一条平坦的路上游荡无助于增加我们的体能——只有要求肌肉克服阻力并做大于以往的功时，它们才能增加力量和耐力。信仰也是如此。如果没有需要去面对的挑战或者解决的问题，信仰和信任很少有理由会增加并且持久。

一个小孩在穿过一条繁忙的街道时，需要大人抓住他的手并确保他的安全。当他长大一些，那只稳当的手慢慢地松开了，大人退居幕后，孩子自己继续生活下去。如果一个十几岁的大孩子还害怕一个人走路，我们就会非常忧心。信仰也是如此。在长大成人的过程中，上帝有时会隐藏他的存在，因此我们要学会通过依靠信仰而不是感觉来坚定我们的精神生活。

但是有时候如果事情非我们所愿时，我们的反应更像一个生气的孩子，通常会推开我们真的最想要的那样东西——母亲慈爱的手臂，此时我们选择向上帝哭泣，但是如果他提供的安慰不是我们所想要的，那么我们也可以拒绝接受他的安慰。这时只有一种解决办法，那就是把我们境遇中的全部不幸、问题和愤怒带给上帝，并等待他的回答。

露丝·科普，一位擅长照顾癌症患者的医生，写道："我不相信上帝会期望我们自动地、没有任何疑问地接受我们遇到的难关。当我们提出问题时，他会做出反应，尽管他可能不会给出直接回答。有些时候他会说清楚他的全部或者部分意图……当我们陷入麻烦时，为了我们已知的东西以及获得关于他的新知识，我们必须信任他。尽管上帝不会满足我们要求被理解的愿望，但我相信他将一直满足我们要求他存在和希望得到他的爱的愿望。我们需要他时，向他大声呼喊，并耐心等待他，最终一定能找到他。"

这不仅仅只适用于那些有明确和稳定信仰的人。上帝已经承诺，任何真心实意去寻找他的人都一定会找到他的。

第七章　病人也是人

癌症病人不仅仅是一个有着患病躯体的人，而且还是一个有思想和灵魂的人。他有想法和能力、兴趣和本能、希望和梦想，这些全都受到他自身情况的影响。

——罗伯特·蒂凡尼

作为病人，不仅仅要有耐心。

当我还是小孩时，医院就让我很着迷。我喜欢这种味道，喜欢病人和医院工作人员相互帮助时的忙碌或者从一个地方到另外一个地方的匆忙，以及在一个充满戏剧色彩、自成体系的小小世界中的感觉。但是，我怀疑我那时是——现在也是——少数人。大多数人认为医院是一个让人非常恐怖的地方，至少一开始如此。他们可能会有一种病情正在得到治疗的轻松感，但同时还混杂了更多的负面情感。

"在我进医院的前一天，我有一项非常重要的工作要完成。我的生活稳定、充实，完全在自己的掌控之中。我的秘书帮忙处理工作中的琐碎小事，而我负责做出决定——那些将影响他人生活和消费的决定。24 小时后我走进了病房，成了一个完全不同的个体——病人。换下衣服对我来说不仅是执行护士的命令，还有着更加重要的意义。"

"我觉得被剥夺了一切。以前要负责很多事务，忙忙碌碌，虽然有压力但我却很享受这一切，而现在只能终日闲坐，等待事情发生，等待他人为我做决定。我看见我的妻子离开病房，并拿走了我的衣服，我有一种巨大的失落感——非常滑稽却又是无比真实。"

不知道将来会发生什么事情，这仅仅是引发这种脆弱感和焦虑感的原因之一。医务人员住院时也经常会有相同的感觉。

"刚开始我每天早晨醒得都很早，而且在黎明之前的漫长黑暗中，大脑中满是对手术的无比恐惧。它总是我想到的第一件事，而且几乎无法摆脱。我是一位训练有素的护士，为什么我会如此恐惧呢？是不是因为……变成病人真的非我所愿？我把即将发生的每一个细节在大脑中勾画出来：送入病房、体检、准备手术、做手术……我发现自己一直在想象醒来后会是什么样子：疼痛、输液、完全依赖他人的尴尬。我的思绪停在了那里……我对康复或者回家的喜悦没有想得太多。恐惧的一面太明显了。"

许多病人觉得这种完全依靠他人的"失控"感正是自己面临的最大困难所在。医疗人员和他们所照顾的病人之间存在的"他们和我们"的态度并没有太大帮助。护士们通常在压力下工作，尽管她们能很好地照顾病人身体，但是她们太忙了，以至于不能和病人聊天并给予他们感情上的支持。医生出入病房，通常病人都对他们带着一种敬畏，这导致很难进行真正的沟通交流。

　　安·卡特怀特在她《人际关系与医院关怀》的研究中，调查了很多病人，询问他们是谁告诉他们病情的。46%的人很确定地说是他们治疗团队中的一到两名医生，还有15%的人甚至连医生的姓名都不知道。在那些知道自己主治医生情况的病人中，只有7%的病人说医生向他们做了自我介绍，还有1%的病人直接询问医生的情况。其余大多数人都是从护理人员或者其他病人那里了解医生的情况。这为建立有效团队造成了一定困难！

　　人们通常把病人分为两类。一是"被动的接受者"，他们觉得，一旦进了医院：

- 所有有关健康的责任都将被交给他人。
- 未经许可，什么事情都不能做。
- 不可以提出问题。
- 必须接受被告知的内容。
- 必须温顺地服从医院的惯例。

这部分人通常被医院工作人员认为是最理想的病人。

工作人员喜欢病床上一尘不染，窗头柜上整整齐齐，病人干干净净地躺在病床上。

还有一些是"积极的首创者"，他们的特点是：

• 需要掌控自己的命运——至少要了解自己身上所发生的事情。因此他们想知道是什么，为什么，怎么办，什么地点和什么时间——如果第一次他们不能得到满意的回答，他们会再次提问。

• 通过询问关于治疗技术方面的具体问题使自己克服对不熟悉事物的焦虑。

• 不能安静地忍受，而是想和别人一起分享他们对自己疾病的感受。

所有这些都需要时间，而且可能还不符合医院惯用的管理方式。因此，这些人有时会被认为是"难缠的"病人。我们不应该因为这个原因就不提问题，或者不再以我们力所能及的方式去参与决定。目前人们的想法是"积极主动的病人做得最好"。因此，如果守旧派中还有人未发现这一点，那就是他们的问题，而不是我们的。

但是，有一件事我们应该知道。一些病人更希望扮演被动的角色——至少一开始的时候是如此。他们觉得这是自己能够应付的全部事情了，而且认为这样做也是正确的。如果作为家属的我们希望积极一些，那么我们可以以个人名义提出问题，并且分享我们得到的信息，并温柔地去鼓励病人。我们永远不要试图强迫他们融入一个并不适合他们的模子中。即便积极主动的病人能够做到最好，但是那种去承担责任的力量、决心和意愿，都必须来自于当事人内心深处。它不可能像输血那样进入他们的体内，也不可能像缠绷带一样把他们缠绕起来。

"约翰在接受活体组织切片检查后，性格上好像发生了变化。他过去一直善于提问，但是他现在似乎大脑短路了，就像医生手里的木偶一样躺在那里。我尝试让他读一些我推荐的书，并谈谈他的感受及处理事情的方法，但是都没用。最终我们争论起来，因为是在病房里，所以我们是小声争论！恰好牧师这个时候来看望约翰，但是约翰根本不想和牧师谈话，因此牧师和我一起走到电梯旁，接着我向他倾诉了一切：约翰看起来十分气馁，没有斗争下去的决心，这让我觉得如此地恐惧和沮丧。牧师听后指出一些我没有想到的事情，你现在所能做的最好的事情就是替约翰创造一种爱和支持的氛围，然后信任他；约翰还是那个约翰，成为癌症病人并不能剥夺他为自己做出决定的权力。牧师认为这就是上帝对待我们的方式。上帝为我们创造自由的意志后，允许我们自己做出决定。如果那些决定并不是真正符合我们的最佳利益时，他不会把我们变成机器人，并夺走我们的自由。"

"如果我从这个局面中后退一步，我害怕别人觉得我变得毫不关心了。但是牧师不同意这种说法。他说，你自己应该少出主意和建议，信任约翰，由其做出正确的选择。但这并不意味着你就是袖手旁观，实际上这是积极的支持。你可以用这样的话来表明你的态度，'我相信你以及你为自己做出最佳决定的能力。我一直在这里，不会离开你；如果你想要什么，或需要帮助时，请告诉我，我会尽自己最大努力去帮助你'。"

"让我这样一个喜欢'做事情的人'来接受约翰，让疼痛与疾病远离他，对于我来说都是非常困难的……我可以在有限的程度内同他一起忍受，但是我不能代替他。"

当然，这对我们大家来说都是对的。无论病人想在他们的疾病中扮演积极或者消极的角色——或者今天扮演一个，明天扮演另外一个，就像常见的那样——我们都只能作为支持者置身其中。

做出决定

病人不应该做出那些会产生长远影响的仓促决定。

呆在医院里很难过，这里有很多原因，并不是要他一个人独自去面对决定。无论病人是否能够迅速接受医院的日常规定，或者背地里想告诉护士长一两件关于人员管理的事情，通常到最后他们都会安定下来的。他们开始接受别人告诉他们醒着的大部分时间应该干什么的建议，然而就在他们还未能决定一日三餐必须吃什么的时候，医生就带着治疗方案来了。病人此时有可能会面对一些生活方式的选择，而且医生通常也期望他们迅速做出决定。

"我似乎好几天时间都这么呆坐着，等着做检查并焦急等待结果。突然，诊断结果出来了，我需要做大手术，而且需要马上做手术。他们说情况非常紧急，并暗示如果不立即做手术的话，我很快就会死。面对那种情况，我惊慌失措，立即答应并签署了同意书。但我并不确定自己做的是否正确，而且我想如果当时我能停下来想清楚并了解手术的种种含义，可能会有第二种意见，那么我现在可能会更好地应对后遗症。"

这个当事人匆忙做出的决定不会改变他的前景，但是情况并非总是如此。这正是第一梯队的支持者可以有所作为的地方。我们可以反复琢磨病人的治疗方法，询问大夫那些病人可能忘记或者无法提出的问题来澄清疑惑，充当传话筒，直到他们把问题谈透，谈到自己满意为止。

除了上面已经提到的建议外，下面是一些对你提问可能有用的问题：

• 所建议的"一揽子"治疗计划到底是什么？是只有手术，还是手术加放疗或化疗？

• 为什么建议这种特殊的治疗方法？还有没有其他的选择？

• 治疗的副作用或者有可能产生的副作用是什么？

• 如果我们想知道更多的信息，可以从哪里获得？

• 如果病人是在门诊接受治疗（比如放疗或者化疗），

那么在家中时，我们在饮食、护理等方面能帮着做些什么呢？

像这样去考虑未来并不是庸人自扰。癌症治疗中凡事预则立，其他任何事情也是如此。如果还没有出现令人满意的治疗方案，那么要求第二套方案也是可行的。这不会被看作是对目前主治医生能力的玷污，如果在当地医院很难找到其他合适的医生，应你的要求，你所在地的医生会为你安排。

恐惧和焦虑

我们大多数人对癌症最大的恐惧是认为它会非常疼痛。事实上，在癌症确诊后的前几周内，大多数人最难克服的不是肉体上的疼痛，而是焦虑和不安。如果抑制这些感情，它们就会升级为真正的感情煎熬，而且同样会引发肉体上的疼痛。

"我很清楚，心里不断加剧的悲伤与反复出现的恐惧纠缠在一起。我期望把它表达出来，并且通过哭泣来宣泄一下，但是眼泪将会戳穿我精心的掩饰，而且一旦我开始哭泣就很难停下来。不，我绝不能让自己哭泣，我决心已定，我应该找一个人去谈谈……"

"我意识到这个'人'必须是个旁观者，这样他才能做到完全客观。我想念玛丽，一个实习护士，她正是这样的一个朋友。但是玛丽已经走了，而病房里的其他医生都在忙着工作。那么其他护理人员怎么样？不知道什么原因，虽然她们都很善良，但是看起来却非常陌生，难以接近。她们工作认真细致，期待病人提出要求并予以满足，但是事情结束又急着去忙别的事情了。日常的工作安排不允许她们小坐片刻和病人谈论更深层次的要求。"

伊莱恩不是觉得一个人不难受，不想和他人分享她的情感，而是因为大家都太忙了。在一项针对接受乳腺癌手术的病人的研究中，接受提问的78%的女性觉得非常忧虑，但是在手术前没有向任何人透露。在手术后的前10天，45%的人的确分享了她们的担心，但是一半以上的人没有这样做。

下面给出了她们没有承认自己感受的种种理由：

"我不想打扰医务人员，他们有太多的事情要去做，而且没有人喜欢爱发牢骚的人。"

"我觉得我非常幸运，如果为没有了乳房但能救我的命而去抱怨，就太恶毒了。我一直在病房里左顾右盼，并且告诉自己我应该对已得到的东西感恩——但还是不断地感觉到痛苦。"

"当我看起来很需要别人关心时，护士似乎没有注意到。我认为她们对此熟视无睹，可能是因为她们不知道该说什么。即便谈也只是谈一谈我近况如何以及她们下班后做了什么。"

"如果我承认自己很沮丧，我害怕她们会用镇静剂来对付我。"

　　"我觉得我不该让我的丈夫分心。家里已经有很多事情需要他去处理了，如照顾孩子，按时上班。这些已经让他筋疲力尽了。"

　　在这种状况下，第一梯队的支持者们可以做很多事情来帮助他们。但是最后的调查结果却显示，一些病人不愿给那些他们爱着的人增加重担，并且试图通过假装一切正常来减轻大家的焦虑。如果事实如此，那么情感上纠缠不多的人经常会得到别人的帮助。帮助可能来自医院的一名工作人员，比如医疗社工、牧师或者一名受过专门训练的护士，她们的工作就是帮助那些需要适应乳房切除手术或者结肠造瘘手术的病人。也可能来自一位富有同情心的朋友，或者是父母所在教堂的牧师，他们也能够提供一个令人非常满意的、善于倾听的耳朵。

　　与这些病人交流时，要采用正确的方式、恰当的语言来处理。举例来说，病人可能会说，"我一点都不喜欢手术这个想法。"我们也很容易应答，"哦，这里有非常了不起的医生，他们每天都在做这样的手术，不用担心。"这些话可能会打击病人做手术的积极性。但是，如果我们这样说"你对手术最担心的是什么"，就可以创造一个更加畅所欲言的氛围。

　　又比如，"我今天很疼"，可以引出像"哦，你手术后一定会很痛"或者"但是你看起来非常不错"或者"你是否按时吃药"等非常标准的答案，但是病人可能想听到的是，"你认为是什么引起的"。

我们中的大多数人都喜欢做出"安全"的回答，并且还是不假思索，所以有必要学会更加敏感点。如果病人觉得不能用他们真正需要的方式与关心他们的人沟通时，他们的自信就会退缩，可能会有被孤立的感觉，而且觉得很难配合治疗方案，这样就会不利于他们的康复。因此，要再三考虑什么时候该沉默、什么时候该讲话以及当你做事情的时候说什么会没有妨害。

对支持者的帮助

"我简直不能理解约翰住院时我是怎样想的。一会儿，当别人对他表示关心时，我会非常感激；一会儿，我又非常生气，因为我认为他们没有给予他应有的时间和关注。有时我对他不得不等待他药物的做法横加指责——然后我又真的非常害怕，因为我永远也记不住他需要的各样东西。当他开怀大笑，和护士们开玩笑时，我又觉得自己被冷落了，其实是有点嫉妒。我好像正坐在一辆感情的过山车上，颠簸起伏。"

虽然简妮认为自己的反应非常奇怪，但是她只是在体验我们中大多数人在一定程度上不得不应对的复杂感情。

我们看到自己所爱的人因住院而感到害怕、变得脆弱时，会产生一种巨大的潜在的紧张情绪。我们的本能反应是保护他们。虽然我们不能使他们远离癌症，但我们却可以环顾四周，防止他们受到其他人和其他东西的伤害。抱怨医院系统的缺陷可能源于我们自己的能力有限，因为我们不能像护士那样熟练地处理病人的需要。接着我们会因为这种麻木而产生内疚感。

有这样的感觉是很自然的。只是这种感觉不利于营造病人最需要的积极合作的氛围，所以必须尽快消除。通常情况下，病人并不是处理这些问题的最佳人选，特别是当一些负面情绪直接困扰他们的时候。

在我们的调查中，我们认为如果家庭关系非常和谐，那么病人的完全康复就会成为所有人的当务之急。但是事情并非一直如此。有时配偶关系或者其他关系会面临严峻挑战，如其中一人得重病能够引起另外一个健康者产生内疚感。或许是因为健康的一方觉得自己的某种行为诱发了对方的疾病。或许是因为当他们意识到这种疾病能让一方因病死亡从而缓解彼此的冲突时，他们因此会得到解脱。

在面对所有这些微妙的情况时，我们也都需要他人"倾听的耳朵"。医院里向病人提供的专业资源也会向家庭的其他成员开放。在外面，撒玛利亚人（好心人或见义勇为的人）很高兴去倾听——他们并不只是考虑潜在的自杀。我们当地教堂的牧师也会如此，无论我们是否经常去教堂。许多医生也非常愿意提供帮助，如果他们觉得自己没有足够的时间或者经验来满足别人的需求，他们可能会推荐其他有能力的人。当然，我们不应该忘记那一位有无限时间和无限资源的人——上帝。他不仅能通过宽恕我们来解决我们的罪恶，也能让我们宽恕自己。因此不要觉得过于尴尬或者羞于承认我们的这种需要，或者不愿意去使用那些只要提出要求就可以获得的帮助。

第八章　应对治疗

我们已经对癌症病人可以获得的常规医学治疗进行了简要回顾，对那些希望了解细节的人而言，这里也提供了详细信息（本书 219 页提供了书单）。但是某些癌症治疗方法与直接的物理治疗方法相比，可能会让病人或者家庭面临更大的问题。因此，认识到这些问题的存在是非常重要的。我们接下来将会讲述这些问题，但是每一种癌症都有它自己特殊的地方，所示我们要有所选择——读那些适合自身情况的东西，忽略其他的。

手术

做任何手术都意味着要损失一些东西。我一直在想，如果我得了癌症，我会非常着急地把它切除掉，而不会去考虑是身体的哪个部位被切除。

但是，最近的一次验血经历让我对这件事情有了新的认识。过去我也做过很多次血检，它们从来都没有困扰过我。但是那天早晨，当化验师准备从我胳膊上拔出注射器时，我心里突然有一种难以言表的想法，就是非常不愿意让化验师继续进行下去。

"她正在拿走的是我身体的一部分，"我想，"她会摆弄它，然后把它扔掉。"我压根就不喜欢这个想法。

不过，这对我的确是一种启示：如果我（暂时地）不愿意与几毫升血液分开，况且几小时后我自己的体内就会产生新的血液来代替它们，那么我现在能够理解一点，即对于那些面临要失去他们身体中重要部分的人而言，情况会更糟。因此现实中，我们经常会掩饰癌症病人手术的这个涵义。

乳腺癌治疗

许多得了乳腺癌的女性，需要面对切除全部或者部分病变乳房。这里有三种可能的手术方法：

● 根除性乳腺切除术。这个手术需切除整个乳房组织、腋下淋巴腺和底层的大部分胸肌。由于这个手术会严重损害个人的外形，且没有统计数据表明接受如此大面积手术的病人能够比那些接受非根除手术的病人活得更好，因此它现在已经被简单的乳腺切除术代替。

●简单的乳腺切除术。这个手术需切除乳房和淋巴腺，但是会留下肌肉。虽然会有很大的伤疤，外形会受到一定损害，但并不是完全破坏形状。乳房中等或者较大的女性，可将乳房上的小肿瘤进行切除。

●肿瘤切除术。这个手术只切除肿瘤和一小部分周围组织，乳房的大部分是完好无损的。肿瘤切除术后需进行放射治疗，目的是确保杀死遗漏的癌细胞。

在肿瘤切除术中，医生通常会切除腋下淋巴结，这样他可以检查癌变细胞是否已经扩散。如果已经扩散，这种情况被描述为"淋巴结阳性"。进一步的治疗取决于疾病是否已经扩散到淋巴结。

年轻一点的女性（那些绝经前后的女性）如为"淋巴结阳性"，可以进行化疗，并且化疗能延缓或者预防癌症的复发。化疗的副作用虽然可以被益处所抵消，但是要记住，在 10 年时间内，大约有 50% 的女性的乳腺癌会复发。

一些肿瘤的生长是受到激素的影响的，因此可以检查从肿瘤中切除的组织，看一看其是否是激素反应。如果是，当癌症复发时应该进行激素治疗。

从这些事实可以看出，做了乳腺切除术的病人还要处理许多事情。和其他的癌症患者一样，她可能要担心：

●是否所有的癌细胞都被消除了。

●病情进展如何。

- 会包括什么样的进一步治疗。

另外，她还有可能对以下事情比较担心：

- 她本人的吸引力。
- 她的配偶（如果有）以及家里其他人和好友的反应。
- 拥有一个假胸（假体）的问题——它合适吗？它会被看出来吗？它看起来自然吗？
- 挑选合适的衣服并在公共试衣间试穿的问题。

良好的术前咨询以及认为她能得到帮助的心理安慰，都会让做过乳腺切除术的病人的心情大有不同。但是即便如此，许多女性在术后的第一年内都会经历一定程度的沮丧。10% 的人发现自己的性欲明显减退；更多的人发现很难正视自己的疤痕，也很难让自己的配偶这样做；大多数人在一段时间内不愿意买新衣服。

"如果你做了乳腺切除手术，那么你需要经常安慰自己，这里是指作为一个女人仍然需要的安慰。失去乳房并不意味着对女性身份的毁灭性打击。"

"我的个人生活遭遇不幸——我丈夫和我都很痛苦，但仅仅是在那个时候。如果一开始我们就一起进行更多的咨询，那么我们可能会避免很多头疼的事情。"

"我看着镜子，我不喜欢自己看到的东西。但是那时我想，虽然有些不完整，但比起失去生命的人来说，我很幸运，因为我还活着。情况就是这样，真的。"

一个女人如何应付这种局面，似乎取决于很多方面。如果碰到下面的情形，她会更加积极应对：

　　● 她的医生给她勾画出一个美好的未来。

　　● 她乳房的大小和形状不会主导她对自己身体吸引力的看法。

　　● 她的丈夫或者伴侣对她的性要求能够给予非常积极的满足，而且对她的疤痕不会做出消极反应。

　　真诚相爱的保证，不让她从纷繁的尘世中选择退缩，不要刻意避免做爱或者不去看她的伤疤，这些对女人重建自信都非常有帮助。

　　许多女人对她们的假胸不甚满意，发现它太重，或者容易从胸罩中滑落下来。但研究表明她们中几乎没有人提到这个问题，我们作为家属可以帮助和鼓励她们使用现有资源。许多医院的乳腺门诊都有训练有素的乳腺切除术护士，她们能够提供非常实用的帮助，在情感和性咨询方面也是如此。对那些想了解有无可能马上、或者几个月后、或者几年后进行乳房重塑的女性来说，护士们也是非常有用的信息源。面对这几种乳房重塑的方法，尽管不需要病人匆忙做出决定，但是如果病人在接受乳腺切除手术前就去考虑这种选择的话，那么在术前咨询手术医生会大有裨益，因为它可能会影响原始手术的方式。也可以从擅长于这个问题的组织（见本书222页的有用的地址清单）和当地癌症支援小组那里得到帮助。

生殖系统癌症治疗

如果切除子宫和／或卵巢，一些女性会有明显的损失感和痛苦感。这对她们女性身份又一次构成了不言而喻的威胁——特别是对那些认为生孩子是女人一生重要组成部分的人而言。对那些没有孩子但是希望有的女性，或者是那些觉得家庭不完整的女性而言，她们会觉得更为困难。她们需要与乳腺切除术病人一样的鼓励和支持，因为这种损失感尽管在身体上表现得不是太明显，但是却能够深入内心。

前列腺癌治疗

前列腺癌患者可选择包括手术和放疗在内的多种治疗方法。这些方法有可能产生严重的改变生活的副作用，主要是不育（无法勃起或者没有孕育子嗣的能力）和尿失禁（无法控制自己的尿）。

对配偶双方而言，丧失积极的性生活对婚姻可能是毁灭性的打击，有些男士甚至因为这种治疗方式可能引发的问题而拒绝接受治疗。

"我们一直在享受一种美好的爱情生活，一想到它会结束就让人无法忍受。在我的手术医生告诉我在坟墓里不会有任何热情似火的日子之前，我是一直拒绝手术的。我知道这对我的妻子很难，但是她说她宁愿忍受和我在一起没有性生活的日子，也不愿失去我。这是一个艰难的抉择，过了很长时间我才觉得自己再次像个男人。"

这也是父母双方都需要进行术前咨询的一种情况，因为可以通过多种方式对不育进行治疗。

理疗师还要向他们，演示如何做骨盆自由操，并且鼓励他们，尽管一开始会有点失控，但是大多数人在接受治疗后的一年内都能逐渐适应。这些私密问题的确会引起痛苦，所以无论是接受治疗的前列腺癌男人，还是那些接受乳腺切除手术的女人，他们同样需要关怀和支持。

头颈癌治疗

对那些下颌、颈部或脸部有肿瘤的病人来说，可以通过手术切除病灶的方法进行治疗，并且他们术后存活时间的前景也很乐观。但是手术本身可能会导致毁容，而且如果咽喉受到影响，病人还要学会用新的方式去说话。如果没有来自家庭和朋友的积极支持，患这种癌症的病人会非常孤独。因此，积极、鼓励的态度在术前和术后都非常重要。

手术前，咨询医师的责任是向病人和病人家属解释将要做什么和术后能够期待什么。此时病人及其家属可能会再次拒绝手术，也许是因为病人和他的家人没有真正理解全部含义。一旦我们需要对不清楚的事情提问时，我们应该鼓励病人放松心情、敞开心扉进行讨论，就像他们谈论未来会发生什么以及他们将如何面对等问题一样。重新适应可能会面对更多困难，因为得这类癌症的患者通常是老年人，让他们去适应会更加不容易。

如果言语受到影响，那么语言治疗师会在手术前约见病人，这样治疗师就会认识他们，并且鼓舞他们，告诉他们后半生不会被剥夺交流的权力。在接受喉头切除术后（切除喉头），通常能够教会病人用食道说话。它听起来会非常自然，而且语言治疗师还会安排一个已经学会用这种方式熟练讲话的病人来探视即将做手术的病人，并向他展示讲话的技巧。当然，这会比医疗团队所说的话更具鼓舞性。

手术后，病人的脖子和肩膀可能会变硬，理疗师可以帮助病人解决这个问题。刚开始，病人会面临吃喝方面的问题，此时榨汁机会大显身手。如果病人家中没有榨汁机，许多医院的社会服务部可以为病人提供榨汁机。

在所有这一切中，最大的障碍是要接受外貌上的变化。为此，家庭和朋友要提供更多的支持和帮助。如果我们接受了"新长相"，并且经常向病人表达我们的爱与支持——在表达这一点时抚摸是最重要的，让病人认识到我们并没有离开他们，这样病人就更加容易接受自己。一些医院在病人手术后没多久就安排病人接触外界。一旦他们恢复得比较好，就让他们收拾打扮，然后和一名亲属或者一位护士一起去逛商店。这看似很残酷，但是就像其他困难任务一样，越快面对，从长远来看就越容易处理。但是，我们永远不能把问题由大化小或者期待经常性的欢呼与勇气（来自于我们自己或者病人）。适应和接受需要有一个过程，千万不能着急。

肠癌和膀胱癌治疗

当肠道或者尿道出现肿瘤（以及其他疾病）时，肿物可能会阻碍正常的通道，或者在切除肿瘤时，小肠受到严重损害而不能发挥作用，这时就需要找到一个排泄身体废物的新通道。可以在造瘘术中创造出一个新的通道，连接体表的开口被称作气门。结肠造瘘术指的是从大肠或者结肠的任何部位做个开口。回肠造瘘术指的是用回肠做瘘口，而回肠是离胃最远的小肠的一部分。所有这些造瘘术都能把粪便排入瘘口附带的粪袋中去。还有一种理想的管道是绕过膀胱，允许尿从回肠的一部分中排出，而且在手术后其他的肠管还能够正常工作。

想一想我们有些造瘘术病人所面临的问题，肚子饿得咕咕叫，或者在一个拥挤的房间里（或者和两三个外人在一起）放屁，那是多么令人尴尬的事情啊。

医生们坚持认为，术后病人各方面都恢复正常是有可能的。情况可能真的如医生所说，但是在术后的前几天里要说服病人相信这一点却并非一件容易的事。如果做了乳腺切除术的病人觉得她们的性特征和吸引力被削弱而感到有压力，那么有造瘘的病人不得不面对自己无法控制身体系统中最私密的一个部分的事实。既然我们习惯于认为肠道和膀胱失控属于孩童期的现象，那就不难理解其中包含的事实上的和心理上的损失感。

对任何一位即将做这个手术的病人而言，提前做好大量准备工作是非常重要的。许多外科医生会解释开口的位置，先请病人站起来再躺下，然后在他们的胃部位置做记号。有必要让病人看见他们的开口，这样他们就能应对自如。一些医院设有开口门诊，有受过专业训练的护士，还有能够轻松使用他们开口的病人。手术前去这里看看，对病人和家属来说是非常有必要的。他们的很多问题都可以在这里得到解答，他们的恐惧也可以被消除掉——至少部分可以。

除了无法控制身体的部分功能外，造瘘术病人害怕的事情还有哪些呢？

他们害怕造瘘袋不能正常工作，出现渗漏、有恶臭或者响声，这会让他们很尴尬，也会让别人不愉快。

与妻子或者丈夫发生身体亲密接触时又让他/她对社会交往产生了恐惧。做了乳腺切除术的病人害怕当着别人的面脱掉衣服，因为她的乳房畸形会让她觉得自己已经失去性吸引力，同样很容易想象的到，一想到自己的胃上装有一个可能会排出令人反感的物质的装置，就会令人不开心。还会担心身体亲密接触时会伤及结肠瘘口或者导致渗漏。一些男人还担心手术会伤害神经，导致完全不育或者降低他们享受性生活的能力。

另外，对结肠造瘘的实际应用也有担心，特别是当病人能够吃喝时，结肠造瘘术对他们的工作和生活会造成什么样的影响。

面对现实生活中的这些问题，许多人在造瘘术后都会受到以下问题的折磨：

● 沮丧——严重程度不等。

● 对个人卫生的焦虑——一些病人要求反复清洗结肠造瘘的周围部位。

● 性生活方面的问题。

● 社会活动减少。从 1976 年开展的一项研究中可以发现，18% 的人拒绝外出度假或者离开家在外住一个晚上，原因是他们担心自己应付不了结肠造瘘以及不知道在陌生的环境中该怎样处理结肠袋。

面对所有这些问题，病人和家属不得不面对一种新的生活方式。再一次，我们所能做的最重要的事情就是经常安慰他们，包括身体上的和语言上的；提供一些实际的帮助，诸如通过实验发现最佳饮食等；当病人习惯了使用瘘口装置后，要鼓励他们并为他们提供隐私上的帮助。

还有些自助小组和机构能够提供建议和个性化支持（见本书222页的有用的地址清单）。上门看望和医院探视是他们工作的一个重要组成部分，而且所有人都会根据个人经历与你谈话。

最重要的是，我们要把重返正常生活作为我们的首要目标，而且要一直坚持下去。我们要认识到，对我们的家庭来说，从现在开始的正常化与以前是不一样的。如果我们强调正面，消除负面，并且把已经走完的每一步作为胜利来庆祝，那么可以从中获得的东西以及术后各方面的调整都会令人惊讶。

放射治疗

现在，任何形式的放射治疗的副作用都比较大，而且大多数人对故意让自己身体的一部分暴露在高密度 X 光下感到极度不安。"使用 X 光是为你好"的事实并没有过多地减弱这种不安，特别是当你面对一台嗡嗡轰鸣的巨型机器正在工作而放射师却躲在另一个房间时，你会有任其摆布的感觉。此外，许多接受放射治疗的人要么正在从近期的手术中康复，要么正在与复发的疾病进行斗争，因此很容易就看出为什么放射治疗通常会让人沮丧。

一些病人需要住院接受放射治疗，原因可能是他们住的离医院太远，或者他们的身体状况不允许他们进行常规的短途旅行。但是还有很多人是可以待在家中的，只需在第2~4周的时间里每周去医院4~5次。因为每个病人的治疗都是个性化的，所以去医院的次数也因人而异。如果病人在门诊接受治疗，那么医生需要将放疗进展情况告诉病人的家庭护理人，以便他们能够提供最好的照顾。

在放射治疗开始前，向医生（放射治疗医师）询问以下问题可能会有用处：

- 治疗将持续多长时间？
- 每个病人的疗程会多长？
- 是住院还是在门诊接受治疗？
- 治疗能达到什么效果？
- 治疗会有什么样的副作用？
- 副作用是短期的（比如疲倦或者呕吐）还是长期的（比如生育能力下降）？
- 我们要怎样照顾病人的健康，及他们的皮肤和饮食？
- 是否需要采取特殊的预防措施？
- 病人能否自己往返医院？

治疗时会发生什么？

第一次去放射科通常是制定疗程时间。在病人需要治疗的身体部位用紫色染料或者是小点标明——在整个治疗期间不能洗掉。放射医师安排治疗，并和放射物理学家一起计算出所需要的放射量。放射量被分成小部分或者"份量"后，在对单个病人进行治疗时使用。

由放射医师来进行治疗，放射医师既接受过使用诊断X线的基础培训，又接受过专门从事放射治疗的培训。他们把病人放在正确的位置上，遮挡住一切需要避开辐射的身体部位，然后定位机器。在治疗中，他们不会和病人待在一间屋子里，但是可以通过一个厚厚的玻璃窗或者电视屏幕观察病人，并且通过麦克风系统和他们说话。通常每次治疗也就几分钟时间，他们会一直观察病人。

需要注意哪些问题？

● 比较常见的焦虑和沮丧。由于辐射一词所带的恐惧色彩，病人可能会感到焦虑。他们不得不面对与他们得了癌症这个事实相关的焦虑，因此存在一种担心治疗本身引发问题的倾向——这与癌症初期的症状很相似。当这一切发生时，病人很容易忘掉（除非被提醒）自己已经被警告过放疗会有副作用，并且老觉得癌症会复发或者恶化，因此不能对治疗做出很好的回应。

● 疲倦是放射治疗最常见的副作用。疲倦加重被视为治疗取得了进展，而且通常会在疗程结束后的 6 周内达到顶点。意识到这一点非常有用，因为疲倦会增加焦虑和沮丧，而且人们很容易认为病人是在无缘无故地小题大做。尽管已经告诉病人出现这种情况的原因，但他们依然会长时间抱怨觉得自己很疲倦。

● 没有胃口，且伴有恶心。一些人在接受放射治疗不久会觉得恶心，不想吃东西。如果他们觉得很沮丧，那么一切看似更加糟糕。如果胃受到照射，有可能会导致消化不良。头部和颈部的放射治疗会导致口干口痛、喉痛和味觉改变，也可能导致味觉全部丧失或者是一些以前爱吃的食物现在尝起来不好吃。所有这一切似乎会让食物失去吸引力，所以让人享受食物才真的是对聪明才智的考验。下面一些方法可能会对大家有所帮助。

（1）如果病人腹泻，或者发现咀嚼困难时，那么请远离高纤维食物或者生食吧。要尽量多吃软的富含蛋白质的食物，还要多吃水果。有时还可以把食物做成流食，但要一个一个做，不要混成一团看起来像婴儿食品。避免油炸或脂肪含量高的食物。

（2）少吃多餐。一些人喜欢自己静静地吃东西，因为全家人的饭味会不适合自己的口味。

（3）装盘很重要。装成小盘、摆放得赏心悦目也会刺激食欲。饭前可以喝点酸果汁或者一杯雪利酒（白葡萄酒）。比起热的食物，有些人更喜欢吃温的东西。

（4）舔一舔加入冰块的果汁、柠檬汁或者其他酸甜的东西，它们都有助于刺激唾液的分泌。

（5）病人吃东西并保持体重非常重要，但是不要让吃东西成为病人和照顾他的人之间的另外一个战场。精神放松，拥有试验不同食物的愿望都会使这一切截然不同，对那些有吃饭问题的小孩也是如此。面对我们精心准备的饭菜，他们只吃了两三口就放在一边，这时我们没有必要独自神伤。虽然它很容易让人觉得我们和食物一起被拒绝了，但是事实并非如此，让它破坏了我们一天的心情只能适得其反。

（6）如果有可能的话，和病人一起建立一种良好的饮食方式，让病人在放射治疗开始前能得到充足营养，那么对减少副作用会大有裨益。如果我们能够为清淡饮食适当增加额外的蛋白质和卡路里，那么病人就不用吃得太多。比如：

①把鸡蛋打入牛奶中，再加些香草精，吃起来就像液体冰激凌。

②可以用牛奶做果冻，也可以做汤。

③可以在土豆泥中加入鸡蛋，也可以加在碎奶酪中。

④可以在酸奶中加入调料，并掺入水果。

⑤额外的黄油和奶酪会增加卡路里含量，但是要当心饮食中的脂肪含量不能过量。

⑥蛋白质营养品（如康补宁、必力健等）可以被制成营养饮品，许多人都喜欢它们。葡萄糖饮品也有益处。可以在甜食和开胃食品中加入营养品。在大多数药店都可以买到这些营养品。你的医生也可以开一些能满足病人需要的营养品。

• 皮肤过敏。在放射治疗后，放射部位的皮肤会有疼痛感，轻微发红，这没有大碍，在治疗结束后就会消失。炉甘石洗液可以缓解放射治疗后产生的瘙痒，但是使用前最好找放射治疗医师核实一下。

可以用温水擦洗皮肤，千万不能使用肥皂，特别是做过标记进行治疗的部位。

在治疗中以及治疗后至少10天时间内，治疗的那部分皮肤都应远离软膏、香水、化妆品和热水瓶这些东西。如果对脸部进行治疗，应当使用电动刮胡刀剃须。

偶尔皮肤会破溃、变红并且出水。如果出现这种情况，应该及时告诉放射治疗医师或放射治疗技师。可以经常使用龙胆紫药水，有时也可能需要氢化可的松。适当穿宽松柔软、无松紧带或者无衣领的衣服，这样不会产生摩擦并引起疼痛。

• 头部进行治疗时会脱发，但只是暂时现象。治疗结束后，头发会长出来，但是颜色或者纹理可能会有所不同。对病人而言，这是很不舒服的事情，不可轻视。医院健康中心可能会提供假发，应在脱发开始前选好假发，这会让病人觉得更加安全，觉得自己得到了关怀。但是有一些人并不喜欢假发，他们宁愿戴帽子和围巾。

• 如果放射治疗部位包括口腔，那么在治疗开始前保持牙齿健康就非常重要了。如果可能的话，病人在放射治疗开始前应该进行牙齿检查，并接受必要的治疗。病人应该告诉牙医他要接受放射治疗的情况。要经常刷牙——一天最多 4 次——用软毛牙刷，并把口腔漱洗干净。在家中清洗口腔需要 1 升多的温水，在里面加入 1 勺盐和 1 勺小苏打后充分溶解，其功效要强于市场上卖的漱口水，因为它们通常含酒精。在治疗后至少 1 年的时间内，要坚持告诉牙医脸部或者下颌曾接受过放射治疗。

化疗

使用抗癌药物治疗癌症的方法一直在不断发展和拓展。使用这种方法进行治疗的病人，必须面对的事实是它要比其他形式的癌症治疗方法有更多的副作用，因此必须在治疗的有效性和这些令人不愉快的副作用之间进行权衡。实际上，用抗癌药物可以一些治愈较为罕见的肿瘤。在这种情况下，为了治好病，忍受治疗期间出现的一些痛苦就非常值得了。

虽然有一些癌症不能被治愈，但是药物治疗在缓解症状和延长生命方面的作用是非常显著的。

在让病人接受漫长的常规门诊治疗、经常上门看望以及对其在家中所吃药物从轻微不适到全身难受程度不等的副作用进行监测之前，医生当然希望能够有效地改善病症，或者大幅增加病人寿命。

因此在治疗开始前，对治疗过程及效果进行全面讨论是非常重要的。应该提出的一些问题包括：

（1）药物治疗有可能会达到什么样的效果——治愈或者是缓解症状？

（2）为什么药物治疗是病人目前最佳的治疗方式？

（3）药物治疗将持续多长时间？

（4）每一个疗程有多长时间？

（5）怎样给病人用药？

（6）有无必要住院接受治疗，或者在门诊就可以？

（7）短期和长期的副作用是什么？

（8）它会暂时还是长期影响生育能力（抑制精子或卵子排放），如果病人在治疗期间怀孕是否会有影响？

（9）如果病人产生了这些副作用中的任何一种，需要告诉谁？

（10）如果情况真的出现，我们如何与他们联系，以及紧急程度如何？

如果决定接受化疗，那么重要的是要鼓励病人有一种积极的态度。并不是每个人都会出现严重的副作用，而且即将发生的事情在一定程度上取决于病人自己的态度。

"我丈夫对化疗非常抵制。他通过节食、目测和调整心态等一切方法来排出体内的毒素。他面对的前景是，接受这种治疗就能活命，不接受这种治疗就会死，但是他却认为这种治疗方式让他吃入了更多的毒素。"

"他在那种困境中挣扎，可以被看作：'如果我接受它，我会死；如果我不接受它，我还会死。'最终，他认为他可以体验另外一种方法，而且他选择了这种治疗方法并让它起作用。他和那个已经开始疗程的病人一起熬夜，观察那个病人的反应后，他发现自己可以用不同的方法来体验。他在自己周围成功地营造出一种耐心和安静的氛围。我们从无名酗酒者印制的'只为今天'的卡片中得到了许多安慰，它的开头是：只为今天，我将努力只为活过今天而不是立刻解决我终身的问题。对一件令我沮丧而又必须坚持一辈子的事，我只能坚持 12 个小时。"

病人在权衡所有利弊并了解清楚情况后，才会做出自己的决定。这是非常重要的。我们常常会忘记，没有人会强迫病人去接受任何违反他们意志的治疗方法。癌症病人依然是有权做出自己选择的。选择了接受化疗，而且充分了解了化疗可能产生的副作用后，病人还需要去面对如何接受它们。不同的药物会引起不同的问题，但是一般而言，他们可能面对的最糟糕情况会是什么呢？

（1）疲倦、呕吐和没有食欲。这些反应和化疗引起的反应非常相似，可以用相同的方法处理。呕吐是对某种药物产生的非常强烈的反应。除了要遵守清淡饮食、不吃油炸和油腻食物的简单指南外，还可以通过服药或者打针来控制呕吐。

比较罕见的是剧烈呕吐，以至于病人很难配合治疗。但幸运的是还能找到一些帮助，至少是以下这一点。

蒂姆·迪恩，和许多化疗病人一样，有过不愉快的经历。他觉得在药物治疗的疗程间歇期内情况良好，但似乎他去医院以后病情急剧加重，而不是治得更好。他通常是注射和口服用药，但是一直严重呕吐。在 3 个疗程之后，蒂姆发现自己简直无法吞咽药丸，当他努力吃下它们的时候，他就会立即把它们全部吐出来。他已经得了药丸恐惧症。甚至在电影屏幕上看到一个药丸他也会想吐。但最重要的是，他必须继续他的治疗，因为他的癌症——霍奇金氏症——只有通过化疗才能治愈。不接受化疗他就会死。

门诊部的一位心理医生帮助了他。她教会蒂姆放松，并用一个生物反馈仪检测他的放松程度，从而帮助他克服对药片的排斥。这是一种绑在手上的简单设备。它通过出汗量来测算病人的紧张程度。当蒂姆学会放松时，仪器会使用短促的尖音信号而不是高音电子信号进行记录。一旦他放松下来，就让他吃一些药丸形状的糖果。当他不再害怕这些时，他就能够重返他的药物治疗了。

（2）口腔疼痛。这是与化疗相伴的另一个副作用。良好的口腔护理包括定期刷牙和清洗口腔；不吃那些有灼烧感的咸辣食品，经常吃软食（如有必要制成流食）。这些方法对病人都会有所帮助的。

如果疼痛加重，或者口腔生疮，应该咨询医生。因为上述症状需要通过专门的口腔清洗进行治疗。

（3）脱发。化疗会影响整个身体，因此脱发并不取决于病人是否接受头部治疗（像放射治疗一样），而是由服用的药物是否属于攻击毛囊细胞类的药物所决定。如果它们是，可以使用相同的处理方法——为病人提供假发，还可以说大量的安慰话，告诉病人这种情况只是暂时的。重要的是要认识到，如果治疗持续几个月的话，那种"暂时的"对病人而言可能就非常漫长了。毕竟大多数人对自己的外表还是非常敏感的。

"贝斯蒂平常总是非常风趣，比我认识的大多数人更能开玩笑。一天早晨，我洋洋自得地把她的新假发戴在自己的头上，然后扮成小丑苏珊娜和玛丽贝斯。这是一种痛苦的错误估计。贝斯蒂对女儿认为'妈妈正在变秃'的反应极度敏感。看到我戴假发，她认为是对她脱发无时不在的一种提醒。虽然我没想这样去做，但是我已经突破了嘲弄伤害的底线，而不再是有趣了。"

（4）皮肤过敏。在治疗时可能会出现过敏性皮疹，可以用药片治疗。如果病人同时服用了几种药物，医生通常要找出是哪一种药物引起了过敏。

注射时，如果药物从血管中渗出就会伤害皮肤和周围组织。因此，病人不要忍着不说。如果在静脉注射时有疼痛感，应该告诉医师或者护士，因为渗出的药物会引起难以治愈的疼痛或者溃疡。

（5）骨髓损伤。人血液里的 3 种细胞都是在骨髓中生成的。因为细胞在骨髓中迅速分化，所以化疗药物有可能会破坏血液正常细胞和身体其他部位的癌细胞。

● 红细胞：负责往全身运送氧气。破坏它们，会导致贫血，会让病人感到疲倦、烦躁、发晕、缺氧和发冷。

● 白细胞：是与感染做斗争的代表。如果白细胞数量少，人们易得传染病。

● 血小板：是血液中的凝血细胞，当我们割伤自己时它能确保我们不会出血而死。如若缺乏血小板，就会导致出血无法控制。

如果这些细胞受到损伤，它们会很快进行自我更替。但是在放射治疗期间，病人在接受治疗前应进行血液检测以确定骨髓是否履行了自己的职责。如果没有，在治疗继续前可能需要输血。

为了在整个放射治疗期间有效保护自己，病人应该注意：

- 不去拥挤的地方，不接触有传染病的人。

- 干脏活时，注意不要弄伤或者挠抓皮肤。

- 血小板含量低时，避免服用含阿司匹林相关药物，因为阿司匹林会损害处于鼎盛期的血小板。

- 当心莫名其妙出现的青紫、鼻子或者牙龈出血、尿血等情况。

如果出现以下任何症状时，应该立即联系医生：

- 高烧、咳嗽或者觉得忽冷忽热并且／或者发抖。

- 无法解释的青紫或者是不停地出血。

- 任何贫血的症状。

- 持续 48 小时及以上的腹泻。

- 身体不能协调或者失去平衡。

- 严重便秘。

- 影响整个手脚的发麻或者难以抓住小东西。

- 失聪。

最后四个问题是由某种影响中央神经系统的药物引起的，需要立即引起注意。

（6）情绪变化。一些药物会引起病人精神和情感健康的变化。另外，还有疾病自身以及漫长而烦人的治疗带来的情感压力。

"在药物治疗第 4 个月的疗程结束后，我觉得自己陷入到绝望的陷阱中。整个世界似乎一片漆黑。我想不起来与过去有什么不同，我也无法相信未来会有任何不同。这是一种完全压倒一切的经历。我都不想起床——起床干什么？唯一一个帮我渡过难关的人竟然是我的姐姐。她就坐在那里，抓住我的手，不停地重复一个有趣的小短句，'它会过去……'她一遍又一遍提醒是药物让我觉得如此难受，它来了，它会过去。它最终真的过去了，我非常感激她一直在安慰我，尽管当时我并没有做出反应。我不能用言语来表达，但是我想我快疯了。当我面对接下来的无数次治疗时，我坚信是药物而不是我这个事实，而且再也没有感觉那么糟糕过。"

实用要点

我们已经对癌症病人在治疗中所需的感情和身体关怀做了大量调研。但是，还有一些其他的实用要点，它们看似明显，实际上却是癌症病人希望别人都知道的。

（1）客人不要讲太多话。事实上，如果病人觉得疲倦或者生病，通常客人不说话会更好。就待在那里，安慰和抚摸是非常重要的——一个拥抱、一个吻、一直握着的手都会让病人觉得他们不像癌症病人。癌症不会传染。

（2）和家人保持联系，并且要非常愉快，但不要一次全部联系完。如果探视时间能够错开，病人会更高兴，因为他们不会太累。为确保这一点，需要一定的精心安排。

（3）人们不愿意两手空空去医院看望病人，下面提到的一些礼物要比其他礼物更合适。

●与书籍相比，杂志通常更易于携带，而且内容集中，还可以给其他的病人阅读。

●一个装满家人照片和一些特殊快乐场合照片的相册，既可以成为话题，又能振奋精神。

●与阅读相比，磁带、CD 或者个人立体音响更加省心。

●盆栽植物是生命的象征，而插花容易死。

●有香味的化妆品感觉不错，但也会使一些人产生恶心症状。

●供干裂嘴唇用的护唇油膏和能舔的硬糖，都能够帮助你缓解干渴。但不要带太多的食物，如果你的胃口有限，那么一篮水果你肯定是吃不了。其实，一小碗樱桃或者草莓就能诱惑你腻烦的胃口。有时一个人最好的选择是一罐他最喜欢的鸡汤，当然这种事情不会发生在大多数人身上！

（4）在熙熙攘攘的病房中很难集中注意力。在家中可以正常读《圣经》和祈祷，在医院里就很难做到这些事情。

人们在送给艾米的祝愿康复卡上写出完整的《圣经》经文而不是只写上出处，艾米看到后非常高兴。她能够享受它们带来的安慰，而又无需费力去寻找。

以前，加里和他妻子通常每天晚上都会一起祈祷。当妻子有点紧张地建议在她回家前应该为他们俩一起祈祷一会儿，他听后非常高兴。第一天晚上，他们俩轻轻地坐在床边并拉上围帘，但是此后他们不再觉得尴尬。加里既感动，又很高兴。因为根本没有人嘲笑他，隔壁床的病人还问他，他们是否也能为他祈祷。

第九章 一起工作

看到所爱的人在与手术后遗症、放射治疗或者化疗的副作用进行斗争时，我们会觉得，与他们的要求比起来，我们自己的要求一点儿都不重要。这种感觉看起来是自然而然，但却是一个错误。

我们自己的要求

虽然压力和紧张似乎能让家中的事情正常运行，并能应付好定期去医院看病的麻烦，但是如果准备全身心地付出自己的体力和精力，那么我们自己也需要补充能量。下面是其他人已经采用过的一些解决办法。

"当人们问我他们能提供什么帮助时，我的大脑一片空白，而且无论如何我也不喜欢利用别人的善良。有一天我熨了很多衣服，以至于我连筐子都提不动了。这时我的隔壁邻居来了，她看到那一堆衬衫后，一言不发提起筐子就回家去了。那天晚上当我出门要去医院的时候，她把衬衫拿了回来——都熨烫得干净漂亮。从此以后我变得乐于接受别人的帮助，而且开始随身带着一个需要做的杂事清单。当朋友们问我他们能做些什么时，我已经准备好了选项——这让他们非常吃惊！"

"关于麦克住院最糟糕的一件事情是：每天晚上我从医院探视回家直到上床睡觉前，电话会响个不停。一遍又一遍重复相同的东西，让人疲惫不堪。最后麦克的哥哥接手了这件事。我一知道最新的消息（如果他一两天没到医院去），就给他打电话，还把他的电话号码留给任何一个想给他打电话的人。虽然还有几个人来找我，但是我应付起来就容易多了。"

"我们单独相处的时间太少。朋友们想来看望我丈夫，我很感激，但是我希望丈夫是我自己的，我很难鼓足勇气去告诉他们不要在周一晚上探望。事实上，当我真的这样做了以后，不仅缓解了这种情况下的紧张气氛，而且没有一个人觉得被冒犯。"

"一天晚上姐姐把我拉到一旁，她说我看起来很疲惫，她是对的，我已经连着三周每天下午和晚上都要到医院去探视，似乎永远停不下来。她非常坚定地告诉我，应该一周拿出三个下午，为自己做些事情——不是用这些时间来做家务。当我第一次去理发店而不是医院时，我会觉得非常内疚，但是此后我感觉非常好，而且让我父亲看到一个容光焕发的我，似乎比看到一个僵尸更加精神百倍。"

当父母亲生病或者忙于去医院探视时，孩子们通常很难过，尽管他们不会说太多的话，但他们的行为经常反映了他们的想法。重要的是要尽可能多地以孩子们能够理解的方式向他们解释眼下的情况，要让他们适当参加探视或者提供一些力所能及的帮助，这样他们就不会有被孤立的感觉。很明智的做法是告诉他们的老师，家里最近发生的事情，这样孩子们在学校就不会有太大压力。

医生的观点

医生、病人和家属三者都对彼此的行为以及像癌症这样疾病的治疗有所期望。这些期望能否被实现，取决于小组能否像一个团队一样工作，否则大家在彼此周围瞎转圈，最终导致一事无成。

我们能从医生那里期待什么？

我们应该期待一场完整而坦诚的讨论，但是我们更应该准备好提什么问题，不要期待医生去猜出我们的心思。

医生会负责任地推荐在他看来最好的治疗过程，如有必要医生也应该让我们有第二种选择。但最终还是应该让病人自己做出决定。

医生要把病人看作人，而不是一种疾病，而且在做出决定时要考虑病人社会、感情和心理方面的需求。

医生要诚实。他可能无法准确地描述每个人对治疗的反应会如何，但是他们能够讲述一般的情况，以及我们是否能够期待这种疾病朝常规方向发展。

医生要在感情上予以支持。即便他们没有更好的积极治疗可选择，他们也应该继续鼓励病人要充满希望。他们不应该让病人感到被抛弃。医生要解决病人的要求，而不仅仅是治病。

在列出人们所期待的大多数医生的优秀品质后，我们必须意识到他们也是人，也会经常失败。需要认识到最重要的一件事是，过去医学院学生受到的教育就是成功的治疗，就是使用正确的技术来消除疾病，如果这些技术不起作用，或者他们再也想不出可以尝试的方法，这就是一种真正的失败感。看起来是疾病取得了胜利。但人身体里发生的事情被认为是非常重要的。这种想法可以追溯到很久以前，甚至古希腊人应该也是这样想的，因为柏拉图写道，"这是我们今天最大的错误，在治疗人体时，医生们把灵魂和身体分隔开来"。

这种态度现在已不常见。更多的培训学校告诉学医的学生要整体看待一个人，而不仅仅是疾病。但是需要花费时间来适应这套体系，毕竟积习难改。

因此，医生仍然倾向于把死亡看作他们最终的失败，而且他们中的许多人很难接受他们的职业对人的限制。就这一点而言，医生和剩下的人一样都要面对死亡，除非他们有一些内在的精神资源（白大褂可以被用作对负面情感的掩饰，但是它们没有让穿白大褂的人免受其害）。了解了这一点，你就能够想象出，医生不得不告诉病人得了绝症时的那种既感到无能为力又充满恐惧的情景。

我们中的大多数人倾向于远离让我们产生那种感觉的人或者事来避免产生内疚感。这也正是为什么病人有时候会抱怨他们被抛弃了，尤其是当积极治疗停止时医生也丧失了对他们的兴趣。

医生期望从我们身上得到什么？

愿意倾听和接受引导，同时为自己的决定负责任。

认识到无论我们的癌症病情有多么严重以及多么的令人绝望，我们也只是他们所负责的众多家庭中的一个。

努力听从医生指导并尽自己最大能力实现它们，不明白的地方要及时提出，遵守规定的就诊、电话联系或者上门探访时间，紧急情况除外。

在时间、耐心、理解和智慧方面，对医生的要求不要超过对我们自己的要求。

要认识到，医生可能也正在与癌症这样的疾病进行抗

106

争，这也使得他们显得更加消极，对病人提供的支持更少。（如果情况真的是这样，我们有两种选择：一种是从其他地方得到一些支持并尽可能地与他们合作，另一种就是换医生。与第一种选择相比，第二种是万不得已的选择。）

癌症是一种需要病人在各个层面上进行斗争的疾病——身体、大脑、情感和精神上。这是一项异常艰巨的任务，只有当所有涉及在内的人用爱合作，共同努力时，才能取得真正的胜利。下面选取厄内斯特·康特拉斯医生所写的《保尔给科林斯的信》第 13 章的释义，这本来是写给医生的，但我想每一个抗癌成员都值得一读。

"尽管我成为了一个著名的科学家或者执业医师，我在办公室里摆出了许多文凭和学位，而且我被视为是一位杰出的老师或者有说服力的演说家。但是，没有爱，我就是一个鸣的锣，响的钹。

尽管我有成为一个与众不同的临床医生并且能做出最困难的诊断的天赋，理解人体的所有奥秘，感觉有把握治疗任何类型的疾病甚至是癌症。但是，没有爱，我什么都不是。

尽管我把我所有的钱都投资于修建最好的设施，买最好的设备，为我的病人配置最著名的医生，而且我把我所有的时间贡献给他们，关心他们，甚至是达到了忽视我的家庭和我自己的程度。但是，没有爱，它对我没有任何益处。

爱是一剂良药，它没有毒素；它不但不会减弱身体的防御功能，反而会强化它。

它可以和所有的治疗方法一起使用，并作为一种出色的积极催化剂发挥作用。

它能缓解疼痛，而且最大限度地保持生活质量。

任何人都能容忍它，它永远不会引起憎恶或者偏执。

常见药物来了又去，昨天被认为的好药今天已毫无用处，今天被认为的好药可能明天会一文不值。但是爱通过了所有的考验，而且总是一直有效下去。

我们现在知道的东西只是一知半解，而且大多数治疗仅仅是实验性的。

但是在我们理解了所有东西之后，我们会认识到爱的价值。它是唯一能够在病人、家属和医生之间创造和谐的中间人，因此每个人都应像成人而不是孩子那样行事。

今天许多真理出现了，就像医生在我们心目中的模糊形象一样，我们不能理解精神是如何支持生命的；但是终有一天我们会把所有这一切都看清楚。

现在剩下三种基本药物：信仰、希望和爱，但其中最伟大的是爱。"

第2部分

癌症中期

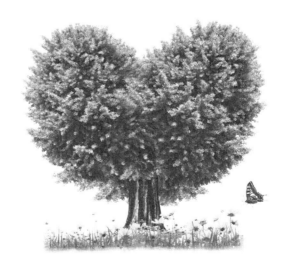

第十章　回家的头几天

在与癌症斗争的过程中，病人很可能会住院，然后回家，再住院，来回多次。这就像媒体人称作的"进行时"吧。

但是，我想病人应该在第一个主要疗程结束而且完全治愈的情况下回家。这意味着肿瘤已经完全消失（或者已经被完全切除），而且先前所有检查中显示不正常的项目现在已经正常。（如果肿瘤已经萎缩到原来的一半大小，而且保持了 1 个月以上，可以说病人部分治愈。）

在宣布病人癌症已经治愈时，医生会非常谨慎。只有当病人完全治愈几年后，他们才会考虑这样做。具体的时间长度因肿瘤不同而变化，但是粗略的估计大约为 5 年。在治疗结束后的第一年内疾病的复发率最高，此后每年都在降低。因此，病人在自信地说他们已经康复之前还有很长的一段路要走，即便前景很乐观——我们可以设想那时的情景——我们所有的人（病人和家属）在早期仍然需要大家的帮助和鼓励，特别是以下几个方面：

（1）帮助病人尽可能地全面康复身体。

（2）劝导病人接受使用任何设备或者是可能存在的身体上的创伤感。

（3）帮助病人继续他们的工作和生活。

（4）共同探索一种我们和病人都能适应的生活方式，这是非常必要的。我们不是要回到过去的生活，而是要不断前进去创造一种新的正常生活。

"当我回家时一切都会好起来"

病人在医院时，通常会认为回家是一种可能解决他们所有问题的办法，他们的问题什么都有，从无法吃东西到对刺鼻的石膏的过敏反应。但是回到家后，实际情况却出人意料。

"我回家前没有意识到他们让病房保持得如此温暖。而家里似乎要结冰了，我希望整天都能够开着中央暖气，但是我知道利兹会非常担心账单；还有孩子们的噪音……看到我回来，他们很开心，期待我能像过去一样陪他们玩，但是我简直无法应付。"

"我当初认为，回家后我的睡眠问题就能解决，但是在某种程度上它变得更加严重。如果我睡不着，我就害怕自己翻来覆去会吵醒丈夫，他需要好好休息才能专注于第二天的工作。我曾提议让我在空房间里先住一阵，但是他不听。"

"我教堂的朋友们非常激动，因为他们觉得为我进行的祈祷有了回报，同时出于朋友间的情谊，每次他们来看我时，我应该开朗愉快。虽然我的感觉没有那么好，但是我又无法言说，因为那样会让他们很失望。我知道因为我回家后的第一个星期天没有去教堂，他们中的一些人就非常失望。"

"它很奇怪，真的。在医院里我厌烦了那些只会谈论他们病情的人，但是当我回家后，我真的想找一个人聊一聊得了癌症后的真实情况。当地癌症善后小组的秘书打电话说要来看我时，我很高兴。她治愈已有 4 年时间了，这让我非常振奋。"

"当我离开医院两周后，乔治得了支气管炎，不得不卧床静养。这太可怕了。好像他在说，'我受够了——你现在好多了，因此现在该你来应付了！'最终我女儿不得不离开她自己的家来照顾我们俩——我觉得很失败。"

从这些话语中很容易看出，整个家庭都需要做出调整。病人通常会对他们能够应付的事情产生不切实际的想法，或者期待去做一些并非明智的事情，或者是将目标设定得过低。家庭其他人会发现旧的角色会很快被替代，而沮丧、疼痛和脆弱迅速成为往昔的记忆——如果这一切没有发生，他们就会很失望。另一方面，病人期望重新承担他们过去的责任，但他们的伴侣不愿意让他们这样做——出于各种各样的原因。无论是哪种方式，都有可能产生紧张气氛。希望迅速返回到一种熟悉的生活方式是可以理解的，但是至少应该把前二三个月看作一个过渡期，不要在短时间内期待太多的东西，这样可能会更加现实——对任何人而言都是如此。

"帮助？我们靠自己！"

妈妈住院时，吕贝卡最想做的一件事就是让妈妈再次回家，这样就能照顾她。但是真的把老人交给自己照顾时，吕贝卡都很痛苦。似乎要记住太多的事情，还有很多事情要做，她妈妈对食物没有兴趣，而且家庭烹饪的食物根本无法治愈她，这使得情况更加糟糕。

"她甚至不愿去尝试活动一下她做了乳腺切除那一侧的胳膊，这意味着穿衣服和脱衣服都很困难，而且她的右臂又硬又痛，使得她根本做不了太多事情。让她吃东西就如同恶梦一般。她说想吃某样东西，但是一个小时以后，当我做好了，她又改变了主意，说她根本不想吃它。家中养的狗吃了她所有的剩饭后长胖了，但是她却变瘦了。最糟糕的时候是她说她想回到医院，而且不客气地把我与护士做比较。她似乎已经过分依赖'医生说'或者'护士告诉我'，以至于那些不穿制服或者白大褂的人告诉她什么事情她都不予理睬。"

幸运的是，对吕贝卡（还有我们所有人）来说，身边还有其他社会保健服务机构的帮助。一个人从医院回家后，可以通过信件通知他们的私人医生。他们或者上门探访病人，或者如果病人状况良好，可以让他们见自己的外科医生。医生也会提醒街区护士以及照顾五岁以下的儿童或者老年人的健康访问员。如果需要帮助，社区理疗师、职业治疗师和社工都可以帮助病人和他们的家庭。

街区护士

街区护士是完全称职且非常有经验的，她们的工作就是照顾任何需要在家接受护理的人。如果病人出院时身上还有缝合线，或者需要换衣服，街区护士会上门做这些事情。她们能够提出饮食建议，那些不愿吃饭的人知道护士建议了一种专门的饮食后，即使他们不愿理会至亲至爱之人的恳请，也常常会听从护士的劝说吃东西。

如果病人正处在康复中，显然不需要街区护士长时间的帮助，但是她们大多数人喜欢与病人和他们的家庭建立一种联系，这样将来再需要照顾时，她们就不再是陌生人。当病人处于部分治愈状况，或者在可以预见的未来需要进一步治疗时，情况也是这样。

我遇见的街区护士基本都会说：

（1）不要害怕去寻求帮助。如果让忧虑一个接一个地堆积起来，时间长了也能堆成大山。

（2）如果有可能的话，我们也愿意在病人好一点时多去了解他们。这样即使他们的病情有所发展，我们也能很好地理解他们的需求。

（3）不要觉得你必须要用 X 先生对付疾病的方式来对付任何疾病，特别是癌症。没有两个人会有相同的需求或者相同的内在资源。

（4）时间和资源不是无限的，你的街区护士也不能做一切事情。但是如果你有下列问题，她知道谁能提供帮助或者建议：

●病人去医院接受放射治疗时需要乘坐交通工具，但是不能使用公共交通工具，而他的病情又没有严重到需要救护车的程度。

●存在经济上的问题，使得病人难以支付去医院或者特殊的饮食要求、仪器、药物等所需的费用。

●需要帮忙做家务，或者是准备中午饭，因为病人独自在家。

●你仅仅是需要找人聊天或者有其他的担心。

志愿者小组

除了政府的援助外，还有大量的志愿者或者慈善小组，既有全国的（见本书222页有用的地址清单）又有地方的。癌症支持小组中的癌症患者或者康复者，可以经常见面，相互帮助并鼓励对方，这种现象已经越来越常见。

在这样的小组中，人们的要求各不相同。一些人很高兴找到另外一个可以聊天并认同他们感情的人，因为他们都患上了癌症。还有一些人只是想把整个经历隐藏起来，如果有可能，忘记自己曾经得过癌症，并且继续生活下去。哪种反应都没有对错之分——它完全是个人选择。这些小组通常也欢迎家属，尽管病人并不想参与其中，但对病人的家属而言，聚在一起并且从彼此的经验中获益是非常有用的。

有时我们很想提问题，但是觉得去找医生解决一个小问题又很不好意思。这正是英国癌症病人联合会大显身手的地方。英国癌症病人联合会是维琪·克莱门特·琼斯医生（还有他们的家庭和朋友）创立的一个癌症信息中心，她本人接受了卵巢癌治疗。这个组织印制关于不同癌症的文学作品，发行自己的报纸，并由经验丰富的癌症护理护士提供电话咨询和问答服务（见本书222页的有用的地址清单）。

随后的预约

对癌症进行治疗后，病人要定期到接受治疗的医院进行检查。检查的次数随着医生对病情进展的满意度而变化。病人出院后的第一次预约，可能会被安排在病人离开医院后的 4~8 周内，所有涉及在内的人都认为第一次返院检查是充满压力的时刻。当然，最关注的那个人是病人。他们会很高兴地去见医生，因为他们非常想听到医生说"情况良好"，并且进展显著，但是却又害怕情况与此相反。

当我父亲离开医院回家时，他的前景十分不妙，而且他知道这一点。但是"拒绝"二字依然在影响他的思维，他对自己精力不济和康复进展缓慢感到有些沮丧。他对自己的第一次预约充满希望，觉得医生会有治疗他虚弱的特效药，或者医生能提供一些新的希望。我母亲对是否能照顾好他也有很多担心，还有一些她自己想问的问题。如果把两个感觉相似的病人放在同一个忙碌的门诊室里，而且他们身边围满了那些病情进展良好又急于进行比较的老病友，那么你就会得出应对紧张时刻的药方。

即便"手术伙伴"没有你的情况好，还有一种去想"会是我（或他）……下一次"的倾向。因此那些试图保持积极愉悦氛围的人会处在左右为难的境地。

如果每一次都是好消息，病人的自信就会增加。但是，即便检查已经成为常规，它们也从来不是没有压力的。总会有潜在的问题："这一次会好吗"？

每隔三个月，一进入医院的停车场，约翰就觉得自己在玩俄罗斯轮盘赌。

"我过去老在想：这一次会是轮盘上的子弹吗"？我会颤抖、出汗，觉得身体有病。这真的很愚蠢，如果我的癌症真的复发，也不会太糟糕或者长得更大，因为医生已经发现它在那里。

派特·茜德是英国最著名的癌症患者之一，她筹措了100多万英镑为曼彻斯特的克里斯蒂医院购置了一台CT扫描仪，用于癌症诊断。她坦然承认自己很讨厌每两周去医院看一次病。在《每次一天》中，她写道：

"每两周杰奥夫和我得从加斯唐开车到克里斯蒂。每次我们通过M63号高速公路高高的围栏时，我觉得癌症似乎正从四面八方攻击我，我不再是一个人，而是一个病人……沿着M63号公路回来的时候，知道医疗报告上写着'迄今为止情况不错'，让我有一种受到保佑的解脱感。在另外两周时间内，我可以忘记医院。"

去医院看病当然有积极作用。如果一切良好，病人心胸会更加开阔，这本身就能树立信心。而且知道病情得到专业人士的关注时会更加安慰，因此疾病不可能在不知不觉中复发。检查的时候也是提问题的好机会。尽管外边有许多病人在等着看病，自已会有时间紧迫感，但我们也应该提出真正关心的问题。医生可能也会询问病人是否有以下情况：

- 感到疼痛。
- 睡眠困难。
- 能够满意地使用任何设备（如果病人有的话）。
- 能够吃得很好而且保持或者增加体重（癌症患者是为数不多的乐于增加体重的人）。
- 外出逛街并且重返正常的社会生活。
- 觉得能够重返工作岗位或者处理在生病前已经开始的工作，或者对一些待在家里的病人而言，能够满意地照顾家和家人。
- 经历性生活或者感情方面的困难。

但是，他可能会省去最后三个部分，要不就是因为他很匆忙，要不就是因为病人觉得有必要让医生产生一切正常的印象（无论情况是否如此），或者仅仅是因为医生忘记了。我们都知道这样一种情况：打算对朋友说一些重要的事情，但是聊天时被一些不期而至的话题转移，然后就遗忘了想说的重要事情。如果医生没有给我们机会来谈或者直接去提问一些问题，但我们又很想提出问题，那么就随身携带一个写好的纸条，它通常是一个非常有用的提示。

第十一章　漫长疾病中的孤独

今天最大的疾病不是麻风病或者肺结核（或者癌症），而是这种感到自己多余、无人关心和被人抛弃的感觉。最大的敌人是缺乏爱……以及对自己邻居可怕的冷漠。

——加尔各答的特丽莎修女

"现在我又回到了我所认识的人中间，我开始体会到社会对癌症病人的一些反应特点。一些人笃信替罪羊的仪式（一个人为所有的人受难），并且在他们和你之间保持尽可能远的距离。那些过去常常打电话聊天、喝咖啡或者购物回家途中顺道登门拜访的朋友和熟人们，突然间再也不会这样做了。那些和你拥抱接吻打招呼的人，现在冷冰冰地站在离你有几英尺远的地方，满脸通红并且结结巴巴。"

"还有另外一群人，他们并不排斥你，但是却把你当作异类，而且这种印记无法磨灭。有些人还会用非常正常的语调，向你身边的人询问你的情况；但是当他们转向你时，他们就会降低声音，眯着眼睛，表现出一副同情的样子，而且慢慢地摇着头重复相同的问题。”

"癌症似乎在普通人身上也引起了与癌症患者相同的情感：厌恶、内疚、悲伤，当然还有恐惧……我现在理解了，但是我当时并不理解。正当我需要很多支持和爱的时候，我不得不应对别人表现出的恐惧和拒绝，这很难。”

"一旦回到家，我觉得比在医院里更加孤独。我想不明白这是为什么，直到我意识到眼下的危机已经结束，每个人又继续各自的生活。我没有责备他们，当朋友们丧亲时我做我自己的事情。开始的几周时间里我们凑在一起，但是接着现实生活又让我们分开，于是新的危机又出现了，期待丧亲的人去处理并且以他们的最大努力'解决它'。问题是，我们根本不能确定我能否应付或者我愿意克服我的癌症，而且没有一个人想知道。”

"在整个狂风怒吼的三月中，我被沮丧和不可抗拒的孤独所鞭打。就像那呼啸着穿过树林并把水仙花刮入泥沼中的大风，把我一直努力攥在手心里的平静和对未来的最后一丝肯定痕迹一起刮走了。即便花园里到处都是顶着狂风顽强生长的新生命，对我而言，它们更多的是嘲弄而不是鼓励。最糟糕的是，没有人能够理解我为什么会有那种感觉。毕竟，我已经出院了，而且正在康复，不是吗？我无法解释，他们也不能理解，因此我觉得比以往更孤立。”

"我只参加纪念耶稣受难日的礼拜，因为它受难与死亡的主题符合我的心情。正是在那儿，我明白了一些现在对我来说非常明显的事情，但是在之前参加教堂活动的几年里，我却从来都没有领会到。耶稣理解这种痛苦所包含的一切。在客西马尼花园，他被'未来将会怎样'的想法所折磨：那些他爱的人不能帮助他——他们自己都无力应付任何感情上的压力，只能用睡觉来躲避它。而且耶稣知道我的感觉，他想和我一起分担；不仅仅只是想——而是能够——陪伴在我身边。当我伸手去领圣礼时，我觉得好像被彻底的理解和绝对的爱包围。虽然那种体验的强烈感觉会随着时间衰退，但是我不再怀疑我得到上帝的爱，而且我知道我永远不会被抛弃。"

　　成为局外人，被同情或者被生活激流冲到一边，或者仅仅是"没有努力积极进取并且康复"，都将无法避免地让一个正在从癌症中康复或者继续与之斗争的人感到非常孤独。当然，它并不是有意而为之的。人们并非故意迟钝或者不友善。但是他们通常被自己的恐惧所束缚——对疾病的恐惧，对做错事或者说错话的恐惧，以及对卷入一种他们自己觉得无法应付的局面的恐惧。

　　一些好友去医院看望病人后，可能会很快消除"我应该说些什么"这个障碍。其他人可能会用诸如在病人出院回家前打电话或者写信的方式来打破僵局。但是对那些非常尴尬地承认没有打电话／去医院是因为：

- 我不想打扰你。
- 我不知道该说些什么。
- 想到……患有癌症，我无法忍受。
- 我想他们可能太虚弱，无法在电话上聊天。
- 我岳母来了／我一直在办公室加班……

我们会给出以下建议，它们肯定不会让病人（还有关心他们的人）感到那么孤立。

就呆在这里

人们并不总是需要一些同情的话语，有时一个拥抱或者握手会更有意义。设身处地想一下，在相同情况下你想听到的是什么。如果你郁郁寡欢，那么在你告诉朋友太多关于其他病人病情的恐怖故事之前，一定要三思。你一定要积极。

"给予我最多帮助的那些人告诉我，他们认识的那些已经从癌症中康复的人，现在正工作在重要的岗位上。"

让病人自己把握进度。如果他们想谈论自己的病情，那就谈。如果他们不想谈，可以说些他们生病前你们就已谈及的话题。

打电话能够为一个看似没有尽头的日子带来暂时的温暖，但是要注意不要聊得时间过长，或者让你的朋友长时间站在大厅里和你通话。这里有一个好的建议，即病人自己觉得疲倦时可以中断聊天，或者告诉其他人另外时间再打电话过来。如果病人提出这样的要求，自己不要觉得受到冒犯。

帮助

如果是为具体的事情提供帮助，通常都能被病人接受。不是"我能为你做些什么"，而是"我要去镇上的银行和超市，我能否帮你兑换一张支票或者帮你买些杂物"。

如果病人康复得很好，邀请他们和你一起去会更好。但是要记住，他们的精力仍然有限，因此不要在一大堆减价货里挑来挑去。

陪伴和帮助对病人而言是真正的福祉。

"在我住院期间，厨房里的抽屉和橱柜变得乱七八糟。玛格丽特帮助我对它们进行了分类整理。她把橱柜搬空，然后把每样东西再放回去。我来撕窗纸，决定扔掉哪些东西，并告诉她东西应该放在哪里。这太棒了。我觉得这是我几个月以来第一次掌管自己的生活，当我们干完活以后，厨房看起来好像又是我的厨房了。"

不能忽视个人的要求。艾琳在接受乳腺切除术以后，变得不愿意去商店买东西。有一天，她发现朋友提供的居家购物清单其实是一份很好的礼物。艾琳所需要做的全部事情就是做出她自己的选择——而清单的主人来完成所有的文字工作。艾琳在自己卧室的私密空间里试衣服，然后把不合适的衣服退回去。

海伦不想买任何新衣服，但是她又非常痛苦地明白，因为体重减轻，她以前的衬衫和裙子都已经不合身了。伊文思小姐是一位老妇人，髋关节炎使她很难上街购物或者做额外的家务活，但是她是一个心灵手巧的裁缝。于是她帮海伦把一些衣服改了改，"留下一些你最喜欢的衣服，亲爱的，当你再次恢复体重时就可以穿了"。这是一种非常积极的方法。

那些有专业技能的人可以上门为男士和女士理发（不是剪锅盖头，请记住），这样可以振奋精神。重回社区的正常生活后，即便你只能做一小部分以前能做的事情，都会产生相同的效果。但是朋友们应该注意，不要越俎代庖。

当科林出院后，他知道他需要重建与两个8岁和10岁的儿子的关系。但是当好心的朋友不停邀请两个孩子外出以便让他安静片刻时，他变得很沮丧。面对生活，家人有很多的时间是需要分开的，但是他们同样也需要时间相聚——只有他们自己。

支持

与住院时相比，在家也需要同样多的祈祷。当你感觉虚弱和疲倦时，很难集中注意力，需要别人帮你诵读经文或者与你一起祈祷。如果去教堂做礼拜的那个人录下当天的祈祷内容，然后送给你一盘磁带，那么你会觉得仿佛回到了过去。当然，让一个正在疗养的病人去听完整个祈祷内容会有些困难，因此，可以鼓励他们一次只听一点。

这样做，对那些应邀去帮忙的人，或者已经接受了数周或数月照顾的人而言，都是一种极大的解脱。

朱迪在生病前是"祈祷者队伍"中的一员。这意味着发生紧急情况时，别人会给她打电话，让她为需要帮忙的人或者事进行祈祷，然后她给这个队伍中的另外一些人打电话，让他们做相同的事情。朱迪知道，在自己住院期间，这个队伍中的其他成员已经为她进行了多次祈祷。电话铃响了，有人要求她为一个朋友的生病的孙子祈祷，这一刻就已经成为她自己康复的转折点。

"玛利亚甚至没有问我情况如何。突然间我就像其他正常人一样，期待能够为别人做出一些贡献。太令人难以置信了。我觉得我的生活从那时起又开始恢复正常，尽管其间有些曲折，但我从来没有回头去看。"

工作人员情况如何？

不仅病人会因自己的疾病感到孤独，而且那些病人的积极支持者们也会感到被孤立，原因各不相同。当某人被诊断患了癌症，每一个人都试图去关爱和支持他，这是很正常的事。但是亲属和好友们同样也会深深陷入到癌症危机中，从而也急需帮助。不幸的是，那些能够从这种局面中脱身的人通常都没有意识到这一点，特别是当我们自己可以应付自如时，我们只会说谢谢。

卡特琳娜是一个让人觉得凡事都能处理得很好的助产士。她丈夫患癌症时，她全身心地投入，而且她凭着信仰镇静自若地坚持着。她的朋友对她的出色表现大加赞赏，但是一旦处在家中的私密空间里，她和丈夫就发现事情并非那么容易。

"格里的性格好像因为化疗而发生了一些变化。他一直是急脾气，接受治疗后似乎变得更加没有自控能力。他说他愿意接受3个月的治疗，如果到时情况没有好转，他就会自杀。对他而言，要么是完全康复，要么就什么都不是。从表面上看什么都没有改变——他依然是那个和蔼可亲的教会委员，我还是那个把孩子接到这个世界上的乡村接生婆，我们的生活充满了活力，而不是死亡……但是我觉得我正行走在悬崖边，一步走错就会带来灭顶之灾。因为格里不想告诉任何人他是怎么想的，所以气氛弄得十分紧张。在公共场合我们俩一起演戏，但是私底下……然后有一天（在特别困难的一周后），一个朋友问我感觉是否良好，因为我看起来面色苍白。我没有像往常那样对她的话置之不理，这次我在她面前痛哭流涕，倾诉苦衷。我甚至认为自己会一直哭下去。幸运的是，她并没有漠视我突然间的性格变化，而是送我回家，请我喝茶，并不断安慰我。'请别人用她们的胳膊挽着自己，而不是独自支撑起自己的全部世界'，这么稍微变化一下，感觉会好很多。"

你可能会说，这是卡特琳娜自己的失误导致她变得如此紧张，但是如果让你扮演她这个角色，并从中脱身也是很困难的。我们中很少有人会发现，寻求帮助或者承认亲密关系正受到威胁并面临解体是件容易的事情。尽管让别人知道正在发生的事情会很困难，但是绝望时仍需要孤注一掷。为了涉及的每个人，我们应该放下自尊。

如果让我们和癌症患者一起生活，我们同样也会感到与正常生活完全隔绝，原因很简单，因为对方正在生病。正处于从手术、放射治疗或者化疗中康复的人通常会觉得疲倦和沮丧，而且不想说话或者去哄客人高兴。能够随时外出并且做一些基本生活之外的事情都不是一件容易的事。让自己开心都好似对病人的背叛。这种情况将持续好几个月。面对这种问题，我们该怎么办呢？

（1）我们不应该因为我们自己很健康而所爱的人得了癌症而感到内疚。

（2）我们应该认识到，我们是他们与外界联络的主要通道。如果我们做了自己喜欢做的事情，或者参与了"癌症状况"之外的一种生活之后，再聊一聊那些新鲜有趣的事情，那么我们就能够为家庭带入一些积极向上的东西。

（当然，他们会觉得我们是在没有他们的情况下过自己的生活，这是需要平衡的问题。）

（3）我们应该接受的事实是：除非我们在不停地吸收，否则我们不能无限地付出。因此，除了允许我们自己抓住机会外出或者做我们喜欢做的事情外，我们需要吃好睡足，并且每天拿出一些时间来进行身体上的放松以及情感和精神上的补充。

如果你处于繁重的护理期，该如何打发中午那20分钟的空闲时间？以下这些建议听起来可能有些可笑，而且做起来也会更加困难（尽管同样重要），但是除了在压力最大的时刻外，在任何情况下它都是头等大事。

①我们是躺在沙发上，还是打扫沙发下面的脏东西？
②我们是溜达到商店并且享受阳光，还是开车飞奔？
③我们是准备好小吃并给自己放个托盘，像照顾生病的人一样照顾我们自己，还是在做另外一件杂事时匆匆忙忙地咬一口饼干？

有时，劝说自己去相信我们做的这些事情都是合情合理的，会很困难。如果一切都失败了，我们可以告诉自己，它最终是为病人好，一定会对病人有益。

爱永不言败

孤独并不是那些患上癌症的人可能会陷入的唯一一种

感情陷阱，还会有大量可怕的愤怒存在。并不是所有情况都像卡特琳娜的丈夫和他自杀的威胁那样带有戏剧色彩；它能用非常细小的方式显示自己。通常病人会欢欣鼓舞地接受医疗团队给出的任何建议，但是对自己身边那些至亲至爱的人提出的相似的主意却嗤之以鼻。这令人十分沮丧，让那些想帮忙的人有被拒绝和不受人待见的感觉，并导致一些非常激烈的争论。

吕贝卡觉得她母亲一点都不讲理，而且为当天的每一件错事责备她——他们经常争吵，但在吕贝卡十几岁以后他们就很少争吵了。最终吕贝卡向健康访问员进行了倾诉。当听到"你的情况很普遍"这样的话语时，她觉得很轻松。

"你妈妈对别人不会如此，"健康访问员安慰吕贝卡，"因为她觉得与他们一起来承担这个风险很不安全。这看起来似乎扭曲而且错得一塌糊涂，但是你妈妈正是通过她的愤怒来说明她和你在一起有多么的安全。认清这个事实，同时意识到你们都需要适应新的角色——你现在在扮演父母亲的角色，而你的妈妈是依赖者。虽然这可能会让你们俩都很难接受，但是如果你放松下来，弄清楚你们之间这种最基本的爱没有受到真正威胁，那么你就能更加容忍，更加从容地应对冲突，一切都会变得更加容易。"

对局外人而言，这听起来很简单，但是有时候，在我们所有人都走投无路时，我们想知道自己还能走多远。

伊丽莎白和玛德琳是朋友，在玛德琳得癌症之前她们俩很长时间都同住一个公寓，过得也非常开心。她们一起度过了早期治疗的难关，也一起度过了玛德琳病情缓解的日子。最终，病情恶化，两个女人不得不共同面对很多问题，如：未来会怎样以及她们是否能够应对。随着压力增加，她们的关系也变得紧张起来。

"浴室门上贴着一张海报，上面写着科林斯13章中的第1章，也就是关于爱的伟大的基督圣歌。一天，在一次激烈的争吵后，我发现海报躺在我卧室的地板上，是玛德琳怒气冲冲地撕下来扔在那里的……她的这种发泄对我打击很大……另外一次，当时玛德琳看起来非常不理智，我非常愤怒，冲出公寓，在外面不断绕圈以便让自己平静下来……我是如此生气，以至于当我回去时把一个小手提箱扔出我的房间，希望玛德琳能够意识到我不希望这种事情再发生。"

"我脑海中闪过的问题是必须要去处理实际问题。我知道我对玛德琳没有直接的责任……如果疾病、死亡和丧亲发生在亲属身上，你别无选择只有坚持到底。但是我也只有一个选择——我不想离开。我们过去十年建立的那种关系使我都不敢去想两人分开后会是怎样。即便我想说，'很明显你快死了，我要过我自己的生活'，但我也说不出口。然而我能应付今后发生的事情吗？……假设我崩溃了，那时该怎么办？"

"在一个周末，我去看望我的父母，然后找了个机会溜出来沿着希望湾的悬崖漫步。（回想起来，希望湾这个名字似乎很有象征意义。）在焦虑和困惑中，我请求上帝清楚地告诉我希望我做些什么——我需要一些非常具体的话语指南。此刻，那张被玛德琳扔到我卧室地板上的海报上的一句话在我脑海中闪现：'爱能包容一切，相信一切，希望一切，忍受一切。爱永无尽头。'"

"我带着一种神奇的振奋感，并放下所有不确定性包袱的念头，沿着悬崖往回走。情况没有变化，但是我的视角变了，我已经非常明确我要向哪儿走：尽管我的资源不足，我爱的能力有限，但是对我起作用的耶稣的爱将是充足的。不管前方如何，上帝都能赋予我这种神圣的资源，让我们俩渡过难关。"

"这听起来是不是不现实或者很老套？我只能说在玛德琳剩下的 4 个月时光里，以及她死后很久，上帝的爱对人的作用几乎是压倒一切的。"

伊丽莎白接受了特殊的治疗吗？还是得到了对困难局面异乎寻常的帮助？我不这样认为。许多人都体验过几乎相同的上帝的关心和怜悯，尽管给予帮助的具体方式各有不同。

在学校时，我们期末都会在体操房里玩"沉船"游戏。这是一种很狂野但又很有意思的游戏，人要在绳子上的两个小零件间荡悠。如果掉下去了，你就会淹死或者被鲨鱼吃掉。很难在绳子上呆很长时间，因为你的胳膊会非常累。但是班里熟悉生活的同学知道该怎么做——他们在绳子的某一段上打一个结，然后把脚放在上面。

在某种意义上，这也是伊丽莎白所做的事情。她只是意识到了自己的能力是有限的，当她走到绳子的尽头时，她打了个节，然后继续下去。整个操作的核心部分是她完全依靠上帝的爱而不是她自己或者是任何人的资源来打了个节。她证明了，就像许多人已经验证过的那样——上帝之爱永不败。

第十二章　面对漫漫征途

带着癌症这样的疾病一起生活，肯定会经历跌倒后爬起来把身上掸干净，然后再重新来过的过程。随着治疗方法的日益完善，加之人们一直在探索新的治疗方法，许多病人即便没有被正式宣布治愈，也能边进行治疗，边享受一段完全或者部分缓解的快乐时光；然后接受另外的疗程；恢复后再长期使用相同的方法进行治疗。这一切正是人们学习如何与癌症相处的情景——这一场游击战，而非一场一劳永逸的战役。

游击队员是狡猾的家伙，他们最有力的武器是出奇制胜以及由此引起的恐惧。如果你生活在一个政治动荡、游击战频发的国度，你永远也不能放松。当你旅行时，你必须一直保持警惕。你永远不知道谁是你的敌人以及他将在何处发动下一次攻击。

一个有利的因素

和癌症一起生活与上面的情形就很类似。对癌症复发的恐惧会为我们的生活带来阴霾，如果这种情况发生的话，我们还有另外一种处理方法。中国有句话，"危机"即"危险"和"机会"并存。得了癌症当然会有内在的危险，但是对个人成长和性格发展而言是一个巨大的机会。实际上很多病人（还有他们的家人）已经能够很轻松地去应对癌症，因为它为他们的生活带来了很多变化。

乔·希尔顿是这些病人中的一员，她写道：

"如果我说我很高兴自己得了癌症，这听起来是不是觉得我像个盲目乐观之人？当然我不会为癌症给我至亲至爱的人所带来的痛苦而高兴，但是我对它以这种方式出现而感到真真切切地高兴。它为我带来了这么多的朋友……以前我从来都不知道自己多么受人爱戴，我不知道我的邻居们是多么善良，我不知道'珍惜'、'安慰'和'癌症'这些词的意思，它们不再是简简单单的词了，而是现在我所经历的一切。"

"我奶奶最喜欢的一首赞美诗是'上帝以神秘的方式运动'。她信心十足地从中引用了几行诗句，以至于在她所有孙子中像我这样最腼腆和胆小的人都能从这些字词中得到勇气。因为我重复以下诗句时获得的雷雨般的力量，使我不再恐惧、不再畏缩：

> 令人恐惧的圣贤们，拿出新鲜的勇气
> 云层是如此可怕
> 怜悯如此之大，将会破云而出
> 并佑你之上。"

"得了癌症后，我认识到所有这些词的真谛。年幼时，我总是很害怕……害怕自己会生病，从而错过已经承诺的款待、晚会和音乐会。虽然我一直很肯定，但是当痛苦和疾病来临时反而没有让我太担心……正是对它们的恐惧让我的童年充满了阴影。"

"长大后，癌症变成我内心的一种恐惧，只能悄然提及。从专家口中听到这个可怕的词的时候，我知道它降临到我身上了，我便从所有的恐惧（无论大小）中解脱出来了。我不再害怕任何东西，包括生命、死亡。这 3 年是我一生中最快乐的岁月。我的保佑是如此之多以至于无法计算清楚，而且难以置信的是，我在恐惧和无知中度过了如此漫长的时光。"

乔把她的生活描述为"和癌症一起生活"，而非死于癌症。

"在 23 年中，总共有 6 年时间我希望自己被治愈，但是要让医生来宣布我已治愈却需要等很长的时间，因此我学会了一次只活一天。"

136

对乔而言，从恐惧中解脱出来以及她体会到的他人的爱与怜悯，使她的患病经历显得如此宝贵。而且这种情况绝非少见。一位在医院里受到精心照顾的病人对护士说："在我一生中，我什么都不是。在别人眼里，我也一文不值。但是在这里，我是个特殊人物。"

许多病人认为另一个好处就是对家庭和朋友的全新感激，还有让家人和朋友认识到他们受人感激的重要性。现在会有一种感觉，那就是充分享受和他们在一起的快乐。事实上，经受了像癌症这种疾病的压力，大多数人能够更上一层楼，稳定下来并且重新起航。

潘尼·布朗恩坚定地认为自己的癌症是由长期的精神压力引起的，同时也相信如果自己的身体能够再次康复的话，就必须去处理隐藏的问题。

"我坚信，除非对我自己进行全面净化，否则我的肿瘤永远无法消除。这种坚信现在更加坚固，以至于让我处于一种新的困境。如同大多数已婚夫妇一样，在过去的岁月中，大卫和我也出现了很多问题，我们都小心地把它们掩盖起来，而且努力地去忽略它们……我把早该进行的新春大扫除认为是我即将开始治疗的必要前提。如果还存在困境，只是因为我害怕……如果在自己的重负上又增加了更多负担——比如说，濒临破裂的婚姻，那情况会更加不妙。"

"结果是，我无需害怕。大卫表明他和我一样渴望来承担这种风险，我们一起躺在黑暗中玩'真相、胆量、接吻或者许诺'的成人版儿童游戏，一直到晚上。"

"那几个小时并没有出现我所担心的会出现互相谴责的情况，我们发现自己能够做到宽恕和理解。我们能够抛下各种埋怨，如：'但是你一直……'，'那是因为你从不……'等，仅此一次，我们无需用配偶比自己还糟这个理由来为自己的弱点和失败辩护。我们开始接受并原谅对方。"

"我是那些很高兴说自己得了癌症的人中的一个……那天晚上那种无以言表的甜蜜和快乐以及由此产生的宁静，实际上是被一种根本无法治愈的疾病冲击后而产生的美丽后果，以至于我能诚实地断言生病很值得！"

"我们认为我们已经用一种意想不到的方式解决了所有的问题，并且想象在余生中，我们彼此融为一体并完全了解。"

罹患癌症的人们会在很多方面经受考验，尤其是信仰方面。我们再次看到希望、信任和爱之前，通常不得不感同身受"灵魂的黑夜"——怀疑、沮丧，有时甚至是绝望。这些人对信仰坚定不移，他们已经把信仰视为极其珍贵的一种价值。

"我的信仰如同一个港湾，让我在风暴中岿然不动。我过去总是害怕，如果进展不顺，我就会动摇并且辜负他人。但是信仰抓住了我（我没有去抓它），现在我知道了，如果我能够被信仰呵护着走出这一段时间，那么我就能走过一切。"

"我不得不重新评价一切——我对他人、自己以及对上帝的态度。我追问自己，我的生活基石是什么——真实还是痴心妄想？我痛苦过，但是现在我知道，我所信任之人能守护我托付于他的东西，这当然是无价之宝。"

尽管还不能理解，但是我学着去真正相信上帝，以一种生活顺意时无法做到的方式去信任他。

"我知道我的癌症巩固了我和上帝的关系。我现在已经体会到作为给养者的圣父、作为安慰者的圣灵和作为耶稣的圣子，不仅仅是拯救者，同时也是最终极和最高级的朋友。我有一个多么了不起的朋友啊！"

"求你教教我们该怎样数算自己的日子，好叫我们得着智慧的心。"癌症让我们有一种"数日子"的习惯，但是得了这种疾病的第二个重要收获——或者整个家庭中所面临的——是发现人应该活在当下。

派特·茜德是活在当下的典型代表。她被诊断得了卵巢癌，并且已经扩散。医生直截了当地告诉了她还能再活几个月（事实上她活了几年）。她毫不畏惧，并下定决心，无论发生什么，都要把每一天活到极致。

"尽管已被告知快要死了，但是知道自己很开心，那不让人惊奇吗？"这不是英雄般的表白，它是真的："死亡本身并不能让我畏惧，它只是让我抛弃了来世不再需要遵守的形式。如果我错了，在今生之后没有来世，那么也无所谓。"

"如果我害怕我没有把自己的生活活到极致，我就无法享受那些美好事物，它们可能因恐惧而结束或者从我身上被拿走——因为我得了癌症。我被善良慈爱的家人所包围——尽管他们不能替我得癌症，这是自己必须做的事情。呆坐终日，胡思乱想，今天、明天还是后天将是我的末日，这些都改变不了什么，只能让我无法活好今天……"

无论你被告知将死于癌症还是你有望再活 60 年，你都得一天一天地过。无论我们面对什么样的环境，这一天就是我们能够有效利用的。《新约》中有一句话可以很好地概括："当今天获得了足够的关怀时，为什么要担心明天？"如同许多简单的道理一样，它的简单使得它被忽略、低估、忽视……但是它是幸福的根本。

不久前，我读到了以下诗句。我希望自己能领悟这些词语中的智慧，或者至少能从中学习到一点。

这是新的一天的开始。
上帝赐予我这一天，任我使用。
我可以浪费它或者用它做善事。
我今日所做之事是重要的，因为我正在
用我生命的一天与它交换。
当明天来临，这一天将永远过去，

在它的痕迹上留下一些我已经交换的东西。

我想它是收获，而非损失；

善良，而非邪恶；

成功，而非失败，这样我将不会遗憾

我为之付出的代价。

没有做完的事情

"我已经完成了你让我做的。"（《约翰福音》中记录的耶稣的话）。英年早逝时，最难处理的就是觉得身后还有没有完成的事情。

尽管死亡的实际过程不能证实我心中出现的所有感情，我也并不喜欢它，但毕竟我有精神信仰的支持，我不会害怕死亡。可是当我第一次知道自己病得有多么严重我却如此恐惧和焦虑，为此，我常感到十分困惑。

"我开始看出我恐惧死亡是与大卫和孩子们密切相关。就像大多数人一样，我对'出色的妻子'和'神奇的母亲'有着个人的演绎，但是我仍然在彩排期，我还没有让我自己成为一个明星演员，因此我还不想死。我在扮演妻子和母亲角色时，还没有感到稳定或者安全，也没有做好放弃它们的准备。还有太多的事情要去做，还有太多的事情没有做完。"

不仅仅是婚姻和为人父母让人们觉得他们还有没有完

成的事情——这很常见。个人目标、事业承诺以及广泛的关系都能提出同样的挑战。必须与癌症进行旷日持久的斗争，这个事实为我们提供了解决上述问题的动力，而不是把它们扔在一旁直到为时已晚。

"癌症，带着死亡的潜台词，迫使我们在剩下不多的时间里去处理那些平日在婚姻里累积成团却好像又未出现过的事情。我们无法假设是否还会有时间留给我们，我们现在正努力与之相处——我想轻松死去，不会为自己作为妻子的不足而内疚；大卫觉得我离世时不会对他作为丈夫的表现进行责备。是现在，而不是在那种永远不会到来的神秘未来，我们都在努力把它做好。"

完成未尽事业的过程并非易事。事实上，说"我很抱歉"，或者袒露你的内心情感，可能非常痛苦。一些人发现，对自己的生活进行全面思考后，他们决定开始一种不同的生活——不是因为他们不知道完成他们认为重要的事情需要多长时间，而是因为他们认为重要的东西在可能有限的生命中发生了变化。

"我已经决定生活就是活着，其他琐事可以以后再说。"

"我不再担心别人会怎么看我，或者像平常那样从成功的角度去计算我获得了什么。我突然发现想做回自己，想给我们这一代人留下点有价值的东西，想把自己余下的生命（无论长短）投注在一些永恒的事情上。对我而言这就是精神价值。我完全相信上帝会给予我足够的时间和精力来做这些事情。耶稣只有三年掌权期。他 33 岁时英年早逝。但是他在死前留下的最后一句话是'它完成了'。这也是我想说的话。"

这可能会痛苦，存在挑战和考验，但是对我们这些想抓住所有机会去处理未尽事宜的人而言，无论存在什么样的困难，都会坚定不移地去完成以及完成后产生满足感。与痛苦和有威胁的事情进行斗争而得来的自由，即便问题没有全部解决，通常也会让病人们把注意力集中在他们的身体需求上。伊丽莎白·库伯勒－罗斯如此解释道：

"病人没有牵挂之事时，会有一种平静的感觉，一种已经做完了所有需要去做的事情的感觉。它就像家庭主妇晚上安顿好她的孩子们上床睡觉一样，盘子已经洗好，饭厅的桌子已经打扫干净，她有一种已经做完一切她想去做和当天计划去做的事情的感觉……一种自豪感、成就感。现在一切就绪，她该上床睡觉了。那一切，用我所知道的最简单的话来说，就是做完了所有要完成的事情。"

目标

去发现你有多么受人爱戴，从对未来的恐惧中解脱出来，发现你的信仰会在受磨难的日子里支持你，把每一天活到极致，看到重新恢复关系，换个角度去发现什么是生命中最重要的——这些全部是癌症漫漫征途中的积极部分，也是我们大多数人全部或者部分体验过的。当然它们不会全部立即发生。早期，通常是为感情存续的斗争，一个里程碑接一个里程碑。

"我的医生告诉我，回家去为未来设定小目标，甚至可以简单到读一些我一直打算却仍未开始读的长篇小说，并且相信我能活得足够长去读完它，这是正确方向中的一个步骤。"

为了让每个阶段的生命活到极致，目标就显得非常重要，特别是当生命受到疾病威胁时更是如此。目标不仅让生活有了规划和目的，而且当它们被完成时，能够给予人们巨大的精神鼓舞以及对周边环境的掌控感，尽管此时很多事情已经失控了。

对许多病人而言，在他们康复期刚开始时，出院回家，或者挺过放疗或化疗，都是主要的目标。一旦这些目标能安全实现，更多有形的里程碑式的目标就显得很重要。它们可能是非常小或简单的事情：

（1）贝斯决定，活着时一定要写出一篇关于自己经历的杂志文章。

（2）乔治想把他生病前已经为他孙女搭建的玩具房子搭好。

（3）玛丽决定她会一直斗争到冬天，这样她就能看见燕子重新回到她家屋檐下的小窝。

（4）欧菲莉亚决定，既然上帝在地球上做的第一件事是建一座花园，她也要把建一座花园当作她的目标，并把它作为礼物送给那些她死后住在她房子里的人。（为防止自己等不到植物长大成熟，她在一个本子里把一切记录下来，这样住在她房子里的下一任者有机会去发现那里种有什么，不会导致东西被挖出来。）

（5）乔希望自己能够保持健康直到去澳大利亚看望女儿——她真的做到了。

设定一些目标会对成千上万人的生活产生影响，仅仅是因为一个人决定用他剩下的几天、几个月或者几年去为世界做一点改变——即便是尝试一下，看起来都是雄心勃勃。

维琪·克莱门特·琼斯医生住院去切除一个囊肿，麻醉苏醒后却被告知不是囊肿，而是卵巢癌晚期。没想到情况如此严重，她活在世上的时间可能只有几个月。可以想像，她是多么绝望和愤怒。在接下来的几天里，她意识到，医生这个职业并不能让她不受因癌症侵袭而造成的感情创伤，如何从病人的角度去应对这种疾病她仍一无所知。

"好的，维琪，"她心想，"如果你在 3 个月内就会死，一定要从中得到一些积极的东西。"最终，她没有死。尽管接受了大手术以及 14 个月的化疗治疗，但她在这个过程中真的做了一些非常积极的事情。当意识到病人以及他们的家人得到的信息是如此有限时，她创立了以信息和咨询服务为主的英国癌症病人联合会。成立组织、与各种医疗机构及慈善机构建立联系，耗费了她一年时间，而且其中大多数时间维琪还要接受进一步治疗，因为已经发现癌症复发了。但是她仍然坚持了下去，在 1985 年她的构想终于成为现实。

第一年，英国癌症病人联合会为 1.3 万多名癌症患者以及他们的家人和朋友提供了安慰、咨询和准确的信息——所有这一切都是因为一个女人为看似是她生命的最后几周设定的一个目标。也许是因为从患病开始时她决定做一些积极的事情，到 1987 年她离世，她已经把自己 3 个月的寿命延长到了 4 年。她知道这样做已经让成千上万人受益，因为她已经与癌症面对面。

派特·茜德，我们之前已经提到，是一个乳腺癌患者。为了能够活过医生所预计的 6 个月时间，她开始接受放射治疗，而且就是在医院的时候她设定了自己的目标。一天晚上，她无法入睡，四处寻找病区的厨房，想找一杯茶喝。但是她迷路了，最终来到了儿童病区的厨房。

"踮着脚尖走过小床时，我心中充满了愤怒，这么小的孩子居然是癌症患者。我的自我怜悯已不再重要，更多的是一种无助感。如果一个人决定做些什么，那么能做什么呢？"

在派特访问克里斯蒂医院门诊部时，她听说了 CT 扫描仪，知道它可以帮助医生诊断某些类型的肿瘤，并在定位和准确治疗肿瘤方面的巨大用途。但那时，尽管克里斯蒂医院是一所专门的癌症医院，却没有自己的扫描仪。虽然每周只有几个病人能够使用曼彻斯特大学医学院的扫描仪，但是医生们认为在他们每年治疗的 5000 名病人中，至少有一半人可以从 CT 扫描仪的诊断中获益。问题是这些机器非常昂贵，国家健康服务计划无力提供 50 万英镑（时价）来购买一台 CT 扫描仪，而且 1948 年的《健康法》也不允许由医院提出为公共服务直接拨款的要求。

派特·茜德把为克里斯蒂医院配备一台 CT 扫描仪作为自己的目标。她是妻子、母亲和记者。如果她只能活 6 个月，她想尽可能多地与家人在一起；担任"海员使命"西北地区主任的秘书后，她知道经营一个慈善机构是多么地耗费时间。她想，一个女流之辈，而且身体状况欠佳，怎么才能筹到 50 万英镑呢？

她与这个问题斗争了一段时间，然后得出结论。既然现在面临这样一个致命的敌人，她就要像手握钢枪的战士一样。她要抵抗住癌症的攻击，至少要活到能够实现这个要求。带着这种想法，她毅然决然地踏上了"扫描仪轨迹"之旅。

5 年以后，派特说如果一开始她知道前面会发生什么，她宁愿当时就死去——出于恐惧，而不是癌症！所以，尽管后来仪器价格翻了番，筹款目标最终变成了 150

万英镑，但派特依然开始工作，无所畏惧，旅行、写作、演讲、自己开车，一天工作 16 个小时，一次只活一天，并且鼓励成千上万的人加入她的行列。在不到三年时间里，她的梦想成真了。克里斯蒂医院拥有了自己的扫描仪，并安装在大楼内，开始为英格兰西北部的癌症病人造福。

潘尼·布朗恩选择了一条不同寻常的对付乳腺癌的道路。在确定肿瘤只是内环境紊乱的外在症状后，她拒绝了所建议的乳房切除术，倾向于把自己当成完整的人而不仅仅是一个癌变的乳房来治疗。在无法得到来自英格兰的医生的支持后，她去了巴伐利亚的约瑟夫·以塞尔医生的诊所。在她治疗的过程中，尽管远离家人和朋友，语言不通，感到孤独、害怕和被疾病折磨，但是她依然设立了自己的目标。

她决定，如果有人想用和她一样的方法来对付癌症，她会提供帮助。回到英格兰的家中后，她想和其他人一起创建一个癌症全面治疗中心——不仅是身体，还要把大脑、情感和精神全部考虑在内。

这是一个艰巨的任务。但是从别人家的零星小事出发，一周一天，派特的想法变成了现实。1983 年，查尔斯王子为布里斯托癌症协助中心的大楼揭幕，潘尼在那里工作了很多年，与其他病人一起分享她的爱和想法。

艺术品商人萨拉·达文波特最近买下了破败的威尔士

长老会教堂，就在西伦敦的富勒姆百老汇旁。在那里，她建立了一个避难所。当得知孩子的保姆被诊断出乳腺癌后，在没有得到任何关于癌症的帮助、咨询或者讨论就被打发回家时，她感到非常震惊。她的想法是创立一个尽可能不像医院的空间，女性们可以互相支持，并且可以得到在其他地方得不到的信息咨询和服务。

埃莉诺·米德是另外一个决定要让自己患乳腺癌的经历产生一些积极影响的人。当医生建议她接受乳腺切除术时，她同时选择了重塑她的乳房——一个长达 9 小时的手术。术后初期，她病变乳房那一侧的胳膊几乎不能动。理疗师对她进行了 3 次短暂探望，并给了她一张练习单，让她回家后尽可能多地活动她的胳膊。埃莉诺设定了她自己的练习计划，使用了罗斯玛丽·康利的基础保健录像，效果很好。但是几个月以后，她的医生告诉她，只要她能穿上胸罩、梳理头发，就应该认为"足够好了"，当时埃莉诺被激怒了。她决定在功能完全恢复之前，不接受任何定论。她想和任何一个 43 岁的女人一样。当她发现很多女人在重新运动和防止术后胳膊变肿方面得到的帮助远没有自己多时，她决定要去做点事情。

"这听起来可能不可思议，但是我觉得当我做练习时，我已经和罗斯玛丽建立了一种关系。"埃莉诺说，"我过去常常对着录像讲话，觉得房间里有一个可以给人温暖和鼓舞的朋友与我同在。"正是这种支持激励着她采取下一步行动。如果普通的练习对她帮助甚多，那么一个为乳腺癌手术专门设计的练习视频，对那些在乳腺癌诊断的创伤中挣扎并康复的其他女人而言，这难道不是一笔宝贵财富吗？

此后不久，埃莉诺在一个健康中心见到了罗斯玛丽，这里的饮食和保健专家开设了系列课程。埃莉诺问罗斯玛丽，你可否考虑出现在为乳腺癌手术专门设计的练习视频中。一开始，罗斯玛丽对这件事的资金问题表示怀疑，但是埃莉诺没有放弃。她解释她丈夫经营一家录像带公司，能解决实际录制中的费用，罗斯玛丽同意来教课，同时也提供自己的舞蹈编导服务，舞蹈编导会在乳腺癌理疗师的专业指导下设计一个逐步活动的节目。

随着项目的进展，埃莉诺意识到，让普通女性分享她们应付癌症的经历可能也会有帮助，因此练习录像带变成了两盘，分别叫做"反击"和"保健"。一盘的主要内容是一群女性和她们的伴侣讨论乳腺癌对他们生活的影响，另一盘是病人在手术前就已熟悉的练习，这样术后她们就能立即开始练习，并且能够引导女性度过康复期。

这些例子都来自英国。但是世界上别的地方也有许多人用同样坚决的方式走近他们的癌症。

大目标、小目标——大小并不重要，重要的是它们给予我们生活的动力。我们需要经常牢记在心的是，在接受癌症治疗后，大多数人仍然有很多生计要维持，因此，那些照顾病人的人在大脑中必须对受照顾者有明确目标。

当然，病人能做多少，或者想做多少，将取决于癌症治疗得有多彻底。因此，我们不能为他们做出决定。我们大多数人对癌症病人倾向于过多的保护，而不是把癌症病人推得远远地。我们对自己和病人，应该是用一种能最大限度重新获得的正常的尽可能完整地度过余生（无论长短）的方式，来照顾他／她。

这意味着我们：

● 不要过分保护。

● 不要把生活安排得太好，以至于病人觉得自己很多余。

● 不要在病人设定要求很高的目标时打击他们。

● 不要告诉病人他们做不了事情，只是让他们发现自身的限制就行。

● 不要在病人有能力时，阻止病人承担他们自身、他们的工作和他们的生活责任。

● 不要在病人想再次扮演他们自己的角色时，死死抓住我们可能已经替他们扮演的任何角色。

在抗癌斗争的这一阶段，如同其余的任何阶段，态度非常重要。这一点是从两个男人的真实故事中揭示出来的，他们都已出院而且预计只能再活六个月。

第一个人回家后，安排好身后事，和亲人告别，然后卧床不起，两周以后离世。

另外一个人看着他那群吵闹不休的孩子和愁眉苦脸的妻子后鼓励自己，"她自己永远也不能应付这么多事情，"他自言自语道，"如果我想让她再婚的话，我就是个混蛋。我最好要保证自己活到他们长大成人。"二十年后，他还健在。

第十三章 受到伤害时上帝在哪里

我相信并向耶稣基督坦白时，已经不是小孩子。我是在经历了怀疑之后才对上帝发出由衷地赞美的。

——费奥多尔·陀思妥耶夫斯基

关于父亲的病，我感觉最难处理的一个问题就是它让我陷入精神漩涡——所以在这一章我将集中讨论这些问题。这些对我以及那些和我一样有着基督教信仰的人而言，意义重大。我天生就是一个爱提问题的人，但是一连串的"为什么"、"如果……会怎么样"汇成一股愤怒的洪流把我包围。我觉得我好像被放逐到河中的岩石之上，重返安全之岸的唯一方法就是修建一座答案之桥。问题是当我刚用锤子把一块木板钉到位时，它就被另一股激流冲走了。

开始修桥时面临的一个最大障碍就是我许多朋友的态度，他们好像看不到这里会有问题，或者他们看见了，却拒绝承认。

"你是一个虔诚的基督徒，你的父母亲同样也是虔诚的基督徒，基督徒们都无惧死亡，因此我确信你能处理得很好。"

这些就是一个本应该很了解我的人所说的话。回头看看，我现在能够理解，他当时实际上是想让自己远离这种无法应对的感情纠葛。如果我们处理不了，他可能就要去处理，也许……无论他出于什么动机要把我们推入这种思维模式，这都让我觉得比以往更加困惑。基督徒就不应该悲伤吗？就因为这是"上帝意志和/或者是对信仰的考验"，人们就应该接受这种很可能致命的疾病吗？我们从上帝那里能够期待些什么？我们应该向他要什么？

父亲的态度让我感觉情况进一步复杂化了。在他生病的几年前，他曾对我说：

"当我告别人世时，我不想让任何人为我哭泣。我知道我要去哪里，我也知道在那里等待我的东西要比我现在已经得到的好。而且那儿非常棒。"说完他像以往一样咧嘴笑了。

当时，我抗议道，我们肯定会哭，因为我们爱他，也会想念他。然后像平日谈到这类话题一样，我们迅速转移到更加高兴和更为重要的话题上。直到父亲被诊断得了癌症的前几周，我们才重提这个话题。当时他的弟弟突然死于胃癌手术的术后综合征，父亲因此很悲伤。他说：

"当上帝弯弯手指说道，'进来，九号，你的时间到了'，然后你就上了船，你或我对此都无可奈何。"

这就是他最终对待自己病情的态度，几乎没有抗拒，更多的是沮丧和屈服，还有一种很安静地听天由命的想法。它本应该是一种安慰，但是事实上它让我面对了更多问题。如果他接受了，那么我应该做什么呢？我能不能代替他与生命斗争？我应不应该去抗争？毕竟，他还有很多东西可以给予他人，可以为上帝做很多事情，而且他如此受人爱戴以至于他的离世让人无法接受，尽管他已经乐享了精彩丰富的 72 年时光。但是问题还是不断地在脑海里萦绕——对上帝而言这是不是无法想象的，而且也非他本意？……或者我拒绝要面对的正是我的潜在损失？

尽管我能接受癌症是老人离世的一种方法，但是当我的大学校友因为癌症失去一条腿时，当 2 岁幼童得了肾肿瘤时，当像大卫·沃森这样一个帮助成千上万人找到信仰的人却因为肝肠恶性疾病而丧失行动能力时，上帝在哪里？为什么治愈了其他人，而那些潜力如此之多的人却不能康复？我简直不能理解，而且随着我与日俱增的困惑，我那微小的信仰礁石也快被完全淹没了。

没有一个人能够轻易承认失败，我想让上帝知道我有一些问题，我需要答案——就现在！当然，事情并没有这样发生，但是当我祈祷、诵读，向一个面临同样境地的人倾诉心声，向那些对基督教义理解更透彻的人提出我的一大堆问题和困惑时，建立了一座桥。我不能说它十分坚固。那些写有确定性的桥板之间曾经存在——现在仍然存在——"不知道"的大裂缝，而且如果没有那些最终将它们拉紧的"信仰"绳索，它将会非常的脆弱——但是最终它立住了。

在这条特殊的河流上，我们所有人都有大小不同的需要跨越的裂缝。对有些人而言，它是微不足道的小沟；对另外一些人而言，它是微型海洋。但是我很少能够遇到经历过癌症危机却不需要面对类似问题的人。因此，对眼下正在建桥的人来说，我愿意分享一下我发现的能够完成这项工作的建筑材料，希望它们能够为大家提供一些可以开工的东西。

1. 提问没有错

如果上帝希望我们行尸走肉般活在世上，那么他本可以让我们变成另外的样子。但他没有那样做。他给了我们大脑，让我们能够思考、质疑和发现。当耶稣被钉在十字架上时，他喘息着提出了最大的一个问题："我的上帝，我的上帝，你为什么抛弃我？"在耶稣传教的三年中以及之前上帝已经明确说过，但是我们没有记录下他对这个绝望的问题的回答。也许在我们寻找答案的过程中它会告诉我们一些东西。我们可以提问题，但是我们没有权力要求回答。有时，当上帝认为有必要让我们知道时，他会给出一个答案。其他时候我们可能只需要接受一个事实，那就是有答案，尽管上帝没有给出。既然上帝对我们的所作所为都是慈爱的，而且是为我们的最终福祉着想，我们可以把问题搁置在那——这就是信仰栖身之处。

2. 上帝没有许诺玫瑰花园

有些人对基督徒意味着什么有一种歪曲的理解。对所有一生保持信仰的人，耶稣承诺过：

（1）一种没有罪恶的生活？真的。

（2）一种不惧死亡的生活？真的。

（3）一种在他的帮助下与众不同的生活？真的。

（4）一种没有悲伤、疑问和困难的生活？假的。

耶稣本人对此茫然无知。"在地球上，你会有许多考验和悲伤，"他对他的信徒们说，"但是鼓足勇气，就已经征服了世界。"成为基督徒不能使任何人免受折磨，我们生活在一个与上帝不和谐的世界里，信仰不是某种能使我们免受所有困难和痛苦侵蚀的精神疫苗。

3. 当我们受难时上帝关心我们

身处危机时，我们总觉得上帝离我们很遥远而且对我们的大声求助充耳不闻，但是情况并非如此。在《圣经》中，先知以赛亚说："在他们所有的沮丧中他也同样沮丧，代表他存在的天使挽救了他们。在他的爱和仁慈中，他救赎了他们；他把他们扶起，带着他们前进。"

这告诉我一些我需要坚持的东西。它让我确信上帝不仅仅是让这个世界运转，坐视人们把它变得一团糟，然后留下我们自己去应付，他也身在其中。当我受难时，他也同样受难，这是一种我不能完全理解的方式。威廉姆·坦普尔主教这样提到：

"不可能有慈爱的上帝，"人们说，"因为如果有，当他俯视世界时，他会心碎欲绝。"

教徒指着十字架说："他确已心碎。"

"是上帝创造了世界，"人们说，"他应该承担重负。"

教徒指着十字架说："他确已背负。"

正是在耶稣受难中，我们看到了上帝对人类痛苦的认同；因为他愿意在此受难，不仅仅是和我们一起，而是为我们、替我们受难，而且我们知道他的爱不会让我们在最黑暗的时光中消沉。

4. 悲伤没有错

先知以赛亚预言，上帝派出的拯救者将是一个"悲伤的且熟悉痛苦"的人。基督徒们看到了他的预言在耶稣身上应验了。这并不意味着耶稣一直都保持清醒状态——他享受聚会和婚宴的欢愉，也因为他和他的信徒们尽情地享受生活而遭人批评，但是他也同样对人们彼此间冷酷无情的态度、对人们反叛创造了世界的上帝所引发的混乱感到

158

深深的悲伤。他觉得人类如此不幸，因此他竭尽所能去治愈病者，帮助那些有困难的人。当他的朋友拉扎鲁斯离世时，他哭泣了——尽管他知道让他复生会引起轰动。耶稣对丧亲之人的悲伤感同身受，所以他和他们一起哭泣。

看到我们所爱的人受难，我们会有一种无以言表的悲伤，上帝知道这一切。毕竟，是他首先给了我们感情。但是所有接近他的人再无需为"那些没有希望的人"悲伤。上帝许诺他的臣民进入死亡的阴暗之谷将获得安慰和力量，还有其他东西。

5. 上帝在他的世界里工作

许多人会问，如果上帝是全能博爱的，为什么他还让我们承受像癌症一样的苦难？为什么他不通过直接干预他们的生活或者间接帮助他们找到医学疗法的方式治愈一些人而任由另外的人死去呢？

这一直是神学的最大问题之一，我们在自己的一生中可能永远不会得到令人满意的答案。但是还有一些我们可以把握的事情。

创世之初，世界如此完美、没有任何苦难。但是人类选择了以自己的方式而非上帝的方式生活，从而破坏了这个完美无瑕的世界。疏远上帝，就会造成苦难与死亡这一不可避免的结果。上帝本应抛弃人类，让他们自生自灭。但是，他时时与他们交谈，经常把他们从蠢行和刚愎自用中拯救出来，而且为了让人类追随上帝，他最终派自己的儿子耶稣罹受钉死在十字架上之难。正因为如此，邪恶的力量被打破，上帝正在调和男人和女人，让他们重回自己身边，并邀请他们加入"他的王国"。此时上帝的王国——他对人类生活的统治——与这个世界的"王国"共存。尽管如此，罪恶、苦难和死亡将继续存在，人们仍然能够选择是走自己的路还是走上帝之路。基督徒们相信，有一天耶稣将重新统治"一个新的天堂和一个新的地球"，那里将没有罪恶或者苦难，没有痛苦或者死亡。

在这一天到来之前，人们依然要受苦，上帝还在努力。一些人可以治愈，其他人将带病生活、最终带着信任和希望死去。没有人知道，为什么有些人会有治愈的福祉，而其他人却会遭受苦难。无论是哪种情况，如果我们允许他这样做，上帝都会借助我们的苦难去实现他的良好意愿。

正如大卫·沃森所言："受难很少出于好的原因，但还是会有好的反应。我不是说这种好的反应很容易。远非如此。对我而言，它经常是一种意愿：愿意去听礼拜磁带，读《圣经》，领圣餐，和其他基督徒在一起，祈祷，赞美并愿意去思考耶稣所受的磨难。但是，我对上帝之爱了解得越多（无论我是否能够感受到他的爱——通常没有），上帝就越能把我的消极改造为积极。这是一场战役，特别是在晚上，同时它也很重要……当我们学习积极应对时，我们将能够用一种或者其他方法克服我们的苦难，这样解释就不再具有重要意义了。了解这一点的人通常得到高质量生活，这种生活可能远远超过其他人没有麻烦的生活。生活中最重要的不是我们做了什么，而是我们是什么；不是我们忍受了什么，而是我们忍受的方式在起作用，我们能够以善治恶……对基督徒而言，未来将是辉煌的，那会改变我们对现在的苦难的整个态度。如果我们只考虑现世，我们只会困难重重。如果我们看到痛苦或者死亡都无法让我们与上帝之爱分开，我们就会一直怀抱希望，超越现世所有的考验。"

那些认识到上帝全权掌管治疗康复事宜的人还有一些非常实际的问题。

1. 我们是与疾病抗争还是接受它？

我们应该鼓励病人去抗争还是去接受？如果无论如何一切都是由上帝决定，那么我们的反应会对结果产生影响吗？

每个硬币都有两面。一面是我们应该以力所能及的方式照顾我们身体。因此，我们能够鼓励病人接受现有的最好的医疗建议，配合任何他们觉得正确的治疗，并且以我们力所能及的积极方式帮助他们向着再次完全康复的目标前进。

另一面是上帝对生死的最终掌控。我们承认最终的结果在他手里，但是那并不意味着我们不能祈祷康复——或者是通过常规药物，或者是通过他直接的干涉。这种祈祷可以私下进行，在我们与上帝之间，或者包括他人在内公开进行。

许多基督徒觉得应该服从《新约》中詹姆士的信中的指导：当有人生病时，"呼唤教堂中的老者来祈祷……以上帝之名为他身上涂油"。有时，这会产生实际的、可以证明的身体康复。即便不能治愈，也总是能够感知到一些益处。

"我被涂油，被邀请走向祭坛前的栏杆。在我身后，众人伸手摸我的头、抚我的背和肩，为我祈祷。我真的不记得他们说了什么。我只记得我念了感恩的祷文。我被告知放出了一种光芒，让圣所里的人们折服。他们说我容光焕发。我知道我因感恩而容光焕发。"

"我无法确切地说出那天发生了什么事情，但是我知道今天我还活着（18 个月之后）。迄今为止，我很健康，所以关于我的痊愈是医疗帮助还是精神帮助的争论毫无意义。我相信二者都起作用。医学治疗帮助我的身体与癌细胞斗争，但是躺在众人手心之上——治疗性的抚摸——确实强化了我的情感需求，滋养了我的精神。"

派特·茜德充分利用了她的朋友托尼——时任兰卡斯特主教——为她提供的"教堂为病人涂油"的圣礼。"你或者被治愈，或者将被赋予面对未来可能发生的一切的力量。"他告诉她。

"我不想描述这种仪式，有许多东西无法言语。它真的是一种圣礼，让杰奥夫和我对一句耳熟能详的话有了更深刻的洞察，'神应许的平安能使我们得聪明'。即第23条赞美诗有了新的意义。尽管我穿越死亡的阴暗之谷，我不再畏惧恶魔……突然间一切都正常了。我的担心一扫而光，取而代之的是宁静和新理念。我已经被给予了一项工作。从那时起，我知道我将被赋予力量来做这份工作。另外，我知道我不会独自干活。治愈了吗？我不知道。它似乎不再重要。我所知道的一切就是我在上帝的手心，再没有什么需要担心的了。"

2. 谁的信仰

在《福音》中，耶稣治疗的奇迹总是与信仰相连，但是这并不总是病人的信仰。即便病人远在几英里之外，也有朋友、雇主或父母亲相信耶稣能够治好他们并且要求他这样做的几个例子。这让我们相信我们可以为他人祈祷，无论他们是否相信，上帝也会有所行动——第一步通常是唤醒病人去意识到他的真实存在和他的爱，这比身体上的恢复更为重要。

如果病人相信但是我们不相信……我们不应该打击他们。毕竟，如果"与它无关"，会有什么样的伤害？如果有……那么可能它将帮助我们开始我们自己的信仰之旅。

3. 如果我们祈祷了却什么都没有发生，该怎么办？

祈祷永远不会被浪费，当我们祈祷时总会发生点事情，尽管它可能并非是我们所要求的。我们是人，理解力有限，而且我们并不总是知道怎样去祈祷。因此我们为别人祈祷前，第一步是问上帝，在这种情况下他希望发生什么。有时他会给出他想做什么的明确指示——通过一种内在的信服，或者是《圣经》中的一段经文，或者是另外一个人的洞察。当这一切发生时，我们可以自信地祈祷，因为我们正"按照他的意愿"祈祷。

其他时候，我们不太确定，因此我们只能用我们认为是最佳的解决办法去祈祷，并承认当我们这样做时，上帝的智慧是完美的。我们应该一直在病人的配合下为他们所希望的祈祷，而我们的想法可能会和他们的不完全一致。

"就个人而言，我希望人们更多的是为我的身心健康祈祷而不是只为康复祈祷。为我全部的健康祈祷吧——我的心、灵魂、大脑和身体的安康。同样为我接受我的状况，并且有勇气应对我的治疗后果祈祷吧。"

4. 康复是什么

"康复"和"治愈"有区别。医生能够确定的是，在医学治疗中，他只能治愈3%的病人。对其余的人，他的努力只是帮助病人身体自行康复。

当我们祈祷并且帮助癌症病人再次康复时，我们可能认识到了康复和治愈不是完全等同的，而且一种有成就感的生活并非总是用年头来衡量的。如同伊丽莎白·库伯勒－罗斯解释的：

"我们不是无力的灰尘，在风中飘荡，被随意的命运吹拂。我们每一个人，都如同上帝创造出的美丽的雪花，在整个宇宙中没有两片完全相似的雪花——正如没有两个完全相似的人……即使是双胞胎，也不会完全一样。我们每一个人都因一种特定的原因和目的来到这个世界，当我们完成了使命，我们都会死去。"

我们对完整生活的看法并非总是与上帝保持一致。如果我们不知道如何为癌症病人治愈祈祷时，则可以带着自信为他们祈祷康复。真正的康复不仅仅是身体的恢复，还有大脑、情感和精神的康复。上帝创造的是一个完整的人。这种祈祷上帝肯定会回应，因为他想让每一个人都成为一个整体。无论我们剩余的时光有多少，他想让我们一起享受而非忍受留下的时光。

第十四章　对待癌症的温柔之道

在英国医学会成立 150 周年的致辞中，查尔斯王子提到，传统经验认为"疾病是整个人失调"，这比许多现代医学所定义的疾病更接近真相，这在许多参会的医生中造成了巨大轰动。他支持人们的健康会受到人的行为方式、饮食和居住地影响这一理论，这在一些地方激荡起快乐的涟漪。越来越多的人欣赏到他这些话语的智慧，特别是在患癌症时。

关于癌症确切的病因，仍然是未知的，但是有一种日益流行的观念，那就是同意身体的防御机能遭到破坏引起肿瘤恶化的看法。而且这种破坏由许多不同因素引起，并非全部都是身体方面的因素。

卡尔·西门顿医生是加利福尼亚州西门顿癌症中心的主任。他说："我们相信癌症通常是个人生活中问题的表现——癌症发作前的 6～18 个月在一系列压力下所产生的各种问题。癌症病人对这些问题和压力的典型反应是一种深深的无助感。……我们认为，这种情感反应反过来引起了一整套抑制身体自然防御的生理反应，使它易于产生反常的细胞。"

患病的身体需要治疗这一事实人们并没有分歧，它通常也会得到医生的精心照顾。但是医生通常会把癌症看作是一种纯粹的身体问题，因此只是采用传统的医疗方法处理。但病人有时却从不同的角度看待。

"在医院，他们把我身体照顾的十分全面，他们对我身体的要求也使我折服。但是最大的痛苦在我的心里和大脑中，对此他们似乎没有任何现成的治疗方法。"

"当我问专家我能做些什么来预防复发时，他说除了回家、忘掉它直到下一次预约之外我什么都做不了。对他而言一切正常——又不是他坐在家里等着下一个肿块出现。我觉得很沮丧，非常非常无助。"

当然，一些病人宁愿被告知他们应该"把自己交给医生处置"，而且非常平和愉快地这样去做。但是对大多数人而言这还不够。毕竟，如果身体、大脑、感情和精神中的一个或者多个方面与他们初期得癌症有关，那么他们认为有必要尽最大努力弄清楚所有这些方面目前是支持还是削弱他们的免疫系统。当他们争取来康复机会或者远离癌症时，他们觉得自己需要所有能够得到的帮助。这正是综合方法发挥作用的地方。

相当多的人，尤其是医务人员，对"整体医学"一词稍有微词，因为它需要使用所有非正统的治疗方法。过去这可能一直是真实的。现在有些从业医生可能仍然如此，但大家要记住在医学的每一个分支中都会有骗子。这个词本身一点也不险恶。它仅是源自一个意思为"全部"的希腊单词，指的是把整个人考虑在内。

因此，从疾病整体概念来看，癌症被视为需要从整个系统的不同层面进行处置的一种疾病。人们认为用放射烧死癌细胞、用化疗毒死它们或者切除可以界定的肿块，这些标准的治疗方法自身并不足以治愈癌症。另外，如果从真正的健康或者整体考虑，身体需要摄入正确的食物，大脑和情感需要免受焦虑和紧张之苦，得到帮助的精神需要与自己、他人和上帝间和平相处。

因此，癌症的综合防范旨在强化：

（1）身体——通过改善我们的饮食，提升我们对身体的放松和锻炼层级。

（2）心理、情感和精神——通过集中注意力，进行更伟大的创造，更积极的思考、沉思和想象来增强对压力的控制；通过向人们展示如何摆脱内疚、痛苦和其他毁灭性的感情，这样他们能够体验身体和心智的康复。

所有这些技术都应被视为是补充，而不是以任何方式反对标准的医学治疗。尽管许多医生不会要求他们的病人这样做，但只要不需要大笔的治疗费用，他们也可能不反

168

对。这种方法的本质是它能激发身体的自我康复功能，而且非常安全。因此，如果病人想体验不同的方法，他们可以这样做，并且知道即使是最糟糕的情况也不会对他们造成伤害，而最好的情况是它们可能会大有裨益。

癌症是一种个性化的疾病，面对各种各样的治疗人们的反应各不相同。这意味着人们目前能做的就是，在少考虑仅仅是治好病、多考虑创造一种新的和更健康的生活方式的基础上，努力去找到他们感觉适合的东西。

饮食

这是可以掌握的最有形的领域，但它通常也总是引起很多争议。我们已经考虑了一些饮食可能会引起癌症的因素，但是，和这种令人恼火的疾病所涉及的其他任何东西一样，一些人似乎会受到一种不良饮食的严重影响，而其他人却不受影响。同样，一些人使用果汁节食法或者葡萄节食法，并坚持认为他们的癌症已被这样一种疗法完全破坏。其他人也尝试了这种方法，不是感觉更好，而是觉得病情加重。因此它值得烦心吗？似乎值得，这里有两个原因。

首先，如果病人觉得他们是在做一些对于他们治疗癌症积极的事情，饮食控制就会相对容易。它同时会产生一种对自己的滋养和关照感，这是一种感情和心理上的福祉。

其次，有一种日益流行的观点，那就是支持大家已经普遍认可的高纤维、低脂肪和低糖的饮食方式，同时能够防止患上大多数疾病。那些提倡把饮食作为癌症治疗方法的人还建议在这个基础上进行更多变化。一般的原则是：

（1）增加非动物脂肪摄入——达到至少几个月吃素食的程度。

（2）尽可能多吃原生态的食物，如未经冷冻、罐装、腌制或者以其他任何方式干预过的食物。

（3）尽可能多吃生食，注重那些有机生长的食物，也就是，未使用化学肥料生产出的食物。

（4）必要时使用矿物质和维生素补充物。

减少肉食（在有些情况时奶制品也同样要减少），原因是有些人通常使用激素育肥动物，而激素能够刺激某些癌症的生长。因此，最好不要通过食物来吸收额外的激素。削减奶制品和红色肉类将减少我们饮食中的饱和脂肪，对预防心血管疾病及恶性肿瘤等很有益处。

自然食物经过添加剂的处理后，如果一些化学物质是致癌物质，那么当你的身体对这种物质的抵抗能力处于低谷时，食用经过化学方法保存的食物就是不明智的。烹调会破坏维生素，因此你吃的食物中生食越多，维生素摄入就越多，也就更无需依赖药片了。

所有这些潜在的改变看起来让人恐慌并且会增加大家

170

的紧张，因此需要经过认真考虑方能引入到我们的生活方式中。如果需要进行改变，也应该循序渐进（记住：如果有消化道方面的癌症，他们是很难摄入大量的生水果和蔬菜）。如果病人家中有人和他们一起体验这种新的饮食方法——如果你和他人分享经验，做不同的事情会很容易——那么对病人来说会有帮助。最后我们需要记住，病人一定是想去尝试这种增强身体抵抗力的方法，如同他们想去尝试其他替代性方法一样。虽然我们不能把这些想法强加在他们身上，但是我们要时刻充满热情（如果对潜在的有效性我们比病人更加不确定时，我们也不应该制止他们）。

锻炼

一些医生认为癌细胞的生存不需要氧气，它们也不喜欢体内增加的氧气。如果情况真的如此，那么任何增加氧气摄入的活动对病人而言都是好事情，对肿瘤本身则是坏事情。其他医疗专家对此持不同看法。他们认为通过正常锻炼摄入的氧气量对治疗没有任何帮助。

无论它是否会直接影响癌症，增加有氧运动都会有益于病人的总体健康以及病人与家属的耐力。如果病人身体状况不理想，无法从事任何积极的活动，那么进行呼吸锻炼则是非常有帮助的。我们都知道，几次深呼吸可以稳定焦虑状态中的神经，而且体育活动既是情绪提升器，又是能量加速器——并非我们疲倦和沮丧时的情况。因此，目标应该是适度且逐渐增加的活动。

放松

发现自己得了一种恶性肿瘤，肯定会在精神上产生高度紧张。治疗中出现的起伏、医院的预约、对疾病复发的担忧，以及其他所有与疾病有关的担心都能增加人们的紧张感，这就是我们通常会觉得身体和大脑紧张的原因。既然许多人开始把压力和疾病联系在一起，那么身体和精神的放松则被视为癌症"温柔疗法"的重要组成部分。

身体放松和躺在电视机前并不是一回事！那些已经参加过产前课程培训的女性知道，放松全身肌肉是一门可以习得的技巧。既然它是一门技巧，那么我们在第一次尝试时就有可能做不好。它需要练习时集中注意力，它也需要时间。当我们与一种严重疾病进行斗争时，注意力和时间似乎都非常有限，但是却值得坚持下来。放松不仅能够缓解身体压力，还能够帮助减少痛苦。因此，在协助女性分娩时也常使用放松法。

市场上有许多讲解不同放松技巧的书籍和磁带，如果你不想去看这些书籍以及听这些磁带，你可能会喜欢去尝试下面讲的这种简单方法。

（1）解开过紧或让你感觉束缚的衣物，并找到一个可以让你安安静静呆20分钟的地方（我们的最终目的是能够在喧嚣中放松，因此首先得找个地方开始）。

（2）坐在一把椅子上，把双脚放在地面上并且完全放松，或者躺在床上。

（3）把注意力集中在自己身体上。从你的脚开始，有意识地去放松它们，想象它们非常暖和、非常沉重。再依次把注意力转移到小腿、大腿等全身各个部位，让自己尽可能地陷入椅子或床里面。一些人觉得，让身体每个部位先紧张然后再放松的效果很明显，这样他们可以感觉到身体的不同。当然这种方法并不是每个人都适合。

（4）缓慢地呼吸。吸气时，你试着去感受直接把空气吸入腹部和胃中，然后在呼气时持续呼出去。当你这样做时，数数对你会很有帮助，吸气时数四下，停顿时数两下，然后当你呼气时数到六，这样肺就完全空了。最重要的事情是要用你自己觉得舒服和正确的方式进行。

这是获得身体放松的一种方法。你第一次尝试时，可能不会觉得非常放松；但是如果能够坚持下来，你就能迅速达到较好的放松效果。更为重要的是，你可以迅速知道你紧张的次数，然后直接去对付它们。

让身体安静下来是放松的一部分，但是如果我们的大脑如同转盘上的仓鼠，不停地纠缠于焦虑或者不开心的想法时，那么放松只能算部分奏效。这时，我们需要学习怎样让大脑安静下来，它通常被称为"默想"。

默想

出于很多原因，许多人会马上排斥默想这一想法，给出的理由是：

- 它太难了！
- 它是一种暗示，有洗脑和控制大脑的危险倾向。
- 它对像癌症这样的疾病不会有任何影响。
- "我不是那类人。"

当我们试图让大脑和身体同时安静下来时，首先我们得承认去感觉正在发生的事情并非易事，但是却有可能去衡量大脑放松的效果，而且它也有非常积极的的作用。许多基督徒觉得清空他们的大脑，并且试着保持中立会让大脑受到一种毫无帮助的精神力的影响，这并非明智之举。我同意这一点，但是我认为逃避不是解决的办法，我们应该积极地向上帝聚集。

在圣经的赞诗中，它重复说道：

"我就思想你的奇事。（诗篇119：27）。"

"我也要思想你的律例（诗篇119：48）。"

"我们想念你的慈爱。（诗篇48：9）。"

"我将默念你的作为……我要记念你古时的奇事（诗篇77：11，2）。"

174

圣徒保罗说，"把你的思想集中在真的、好的和对的东西上。想想纯洁可爱的东西……想想所有你能为上帝祈祷的和愉悦的事。"（腓力比书4：8，活用圣经版）。

从前的通灵论者经常使用"沉思"而非"默想"一词，但基本观念是一致的。我们首先需要放松身体，然后从我们身体中没有压力的地方出发，直到我们柔和安静地呼吸，有意识地让大脑安静下来。每个人真正做到这一点的方法各不相同。我们可以向他人学习，然后试验，直到我们找到适合自己，对自己有帮助、舒服的方式。

"坐下来并且放松。缓慢地、刻意地让所有的压力飘走，缓缓地去感受上帝切切实实的存在……你能放松并且放下一切，因为上帝存在。有上帝的陪伴，其他的都不再重要了；所有的东西都在他的手心。紧张、焦虑、担心和沮丧全部在他面前融化，就像雪花在太阳面前融化一样……让你的大脑、心灵、意志和感觉安静下来……'寻求安宁并且追随其后'。"

当我悠闲地坐着、静静地呼吸时，我凝神于呼吸，想象着自己被上帝之爱包围着。当我吸气时，我把那种爱吸入体内；当我呼气时，我把我所有的悲伤（或者愤怒，或者孤独）都呼出体外，直到它们全部被上帝之爱（或者安宁，或者快乐）代替。"

"我拿着一支高高的、粗大的红色蜡烛，我过去常点这种蜡烛。对我而言，它没有神学意义，只是一支实用的蜡烛。如果我的大脑像陀螺一样旋转，如同平常，我会观察烛火摇曳，倾听烛芯燃烧的声音，仔细留意那静立的烛体，并且请上帝把我带入那种鲜活的静寂中。"

"我有时会想起《圣经》中的一节或者一句话，并在脑海中描摹这些词语，不断问自己每一个单词或者每一句话对我真正意味着什么。诗篇34：4是我最喜欢的。"

"我曾寻求耶和华，他就应允我，救我脱离了一切的恐惧。"

"我像这样把它想明白了：

'我寻求'——人称代词——我为我自己寻找上帝，不是依靠别人的体验。

'上帝'——我在寻找上帝，不是人为的解决办法。

'他应允'——它不是一个无果的寻求，因为他应答了。

'我'——这是对我个人要求的个性化回答。

'他救我'——上帝自己会来拯救我。

'一切'——他让我免于一切——不仅仅是一些——困扰我的事情。

'我的恐惧'——我不需要为我的恐惧感到羞耻——上帝重视它们，但是他不让我被它们束缚。"

"当我躺在床上，放松下来并感到温暖时，我想象自己在上帝之爱的大海上漂浮，被它托起和环绕，被浪花温柔地拍打。我努力去感受太阳照在身体上的温暖，并且设想这种温暖融解了癌细胞，让康复喷涌而出。"

如果你对"沉思"或者"默想"不熟悉时，所有这些听起来就很奇怪，但是不要一概抹煞。你也大可不必为了从大脑的安宁中获益而向上帝敞开心扉，从而成为"通灵论者"，这样就很难估量益处。《圣经》说："因为他心怎样思量，他为人就是怎样。"

大脑、精神和身体紧密相连，因此照顾好一个与照顾好另外一个同等重要。当大脑安静下来时，我们就能更好地接触生活深层次的东西，并且听听上帝直接告诉我们一些可能成为障碍并且阻碍他参与我们治疗的东西。

内在康复

由于我们过去的经历，我们所有人的内心都受到过根深蒂固的伤害。我们可能一直没有意识到，这些伤口能够留下可怕的怨恨和痛楚。在这些东西被忆起并且得到专门处置之前，上帝对我们的治疗进程会受挫。

"肯解释了一次想起一个人的重要性，以及记住每次我被那个人伤害时的情形。然后我应该看一下那张单子……特别是要宽恕那些每次造成伤害所涉及的人，恳请上帝做相同的事情，向上帝祈祷，求其宽恕我对这些情况做出的错误反应，呼唤圣灵来治愈那些伤口，最终邀请上帝去保佑那些伤害我的人。这样，我可以摆脱心里的障碍，交由上帝处治。"

宽恕他人可以让我们解脱，让我们安宁——这是所有康复手段中的最主要因素。有时宽恕他人还不够，我们还需要宽恕自己，虽然会觉得更难。我们只是口头上赞同上帝慷慨地宽恕我们的所有错误，只要我们向他忏悔并且要求他的宽恕，但是我们不会放下罪恶，因为无条件的宽恕似乎太过容易得到。心中的罪恶感依然如同一根木棍在敲打着我们。但是我们这样做其实就是贬低了上帝为了无条件宽恕我们、接受我们而做的努力。托马斯·莫顿这样解释道：

"不允许我们滋生罪恶感，我们必须完全接受和拥抱他的宽恕和慈爱。在上帝面前，罪恶感和自惭形秽是自私和以自我为中心的表现；比起他那宏大无尽的爱，我们对微小的、罪恶的自己给予了更多的重视。所以，在上帝面前，我们应该抛弃我们的罪恶感和自惭形秽；他的好强于我们的坏。我们必须接受他在爱和宽恕我们时的高兴事。让我们的罪恶屈服于他的仁慈是一种内在的康复。"

这样解释，听起来就简单了。但这种反思通常是在擅长大脑和精神康复的顾问的帮助下最有效。许多教堂日益明白这种咨询的需求，各种教派的基督徒们开始接受培训来帮助他人。如果我们需要这种帮助，第一个联络的人是当地教堂的牧师。如果他不能提供帮助或者不能推荐当地可以帮助的人，还有一些在基督教框架下提供援助的

178

机构。

我们已经描述的宽恕和康复不只是为基督徒。上帝的关心是为整个世界的。耶稣"为了世界的罪恶"而死，任何人只要愿意都可以接近他。C. S. 刘易斯把痛苦描述为"上帝唤醒失聪世界的扩音器"，而且许多人的确已经在痛苦和受难中寻找并找到了上帝。

"内在康复"或者是大脑、情感和精神的康复，似乎是癌症"温柔疗法"的重点。当然我们也想看到身体能同时恢复。圣公会教堂有一项专门为病人进行的祷告仪式，如同我们看到的那样，许多人发现它非常有帮助。它可能会在教堂的正式场景中以躺在众人手上的形式发生，或者是有信仰的朋友一起为病人祈祷这样非正式的场面。毛瑞恩·叶芝医生得到了两种方法的帮助。

"当我第一次意识到我有肿瘤时，那是 1979 年的复活节。我才 35 岁。谢天谢地，我能迅速找到当地医院的一个基督徒医生看病。他确信那只是一个良性囊肿，并且安排两周后为我切除。手术后，我很高兴是由他温柔地告知我得了恶性癌症的消息……"

"第二天，我读了诗篇 46 的一段默想，它似乎非常恰当，特别是第 10 行，说到'你们要休息，要知道我是神'。当我读到有的评论把'休息'理解成'把你的手拿开，放松'时，似乎在那种情形中让上帝对我说话是难以置信的事情，但是我发现自己能够那样去做。"

"我的情绪很不稳定，所以我很高兴家人和朋友都围在我身边。当意识到我的病情的严重性后，他们中有些人就聚在一起专门为我的康复祈祷。有些人肯定地认为，无论将来发生什么，从那时起上帝就已经治好了我。四周的放射治疗令人很不愉快，尽管恶心、嗜睡，但我依然能感受到很多来自上帝的爱和关心。在治疗即将结束时，我震惊地发现我的一个腺体增大了……十天后，在另一个小手术中，两个腺体被切除。它们都受到了癌症的侵蚀。我深知医疗对我未来的意义，前景看起来很黯淡。"

"仅仅在我接受腺体手术后的第四天，我所在的教堂就为我举办了专门的康复祈祷仪式，我强烈地感觉到上帝想让我参加这个仪式并明确询问耶稣是否会治好我。我知道这么做很难，因为我各方面都很虚弱，但那是我服从上帝所迈出的一步。我也知道，我们只能要求一种奇迹，别无他求。此后，当我被问及希望从那个仪式中期待些什么时，我实事求是地说，我期待上帝能用信仰来回答我所在的教堂为我完全康复所做的祈祷。"

"在开始第二个放射疗程前，我被送去接受一个星期的休养。快到周末时，我读到《活用圣经》翻译的诗篇116：7'现在我能放松，因为主已经为我完成了这个奇迹'，它似乎太好了以至于不像真的。一开始，上帝告诉我去放松。六天前，我还在要求奇迹。现在这是上帝给出的一个让我去相信他真的已经回答的词吗？我看着文中的经文，发现整个诗篇似乎完美地描述了我近期的经历……"

"在我第一次手术的一年后，我很沮丧地发现皮肤上有一块反常的斑。为安全起见，我再次去了趟医院。当放射治疗顾问非常吃惊地告诉我这个皮肤斑是癌症沉积物时，我完全垮了。我不能相信。回到家中，当我哭泣的时候，我觉得上帝在说，'不要消亡对主的快乐信任'，'不要扔掉你的自信'，让我惊奇的是，它们都是来自同一圣经经文（希伯来 10：35）的翻译。我们中的一小部分人在祈祷时问上帝，这种情况下他会对我们说些什么。他只是提醒我们，当上帝开口后，说出的话永远不会被收回，并总是会被实现……"

"两天后，在与传教士同仁们一起做祷告时，上帝通过把这些话语刻在我之前从未见过的某人的大脑中，给我一种慈爱的安慰，他说：'我已向你许诺，我决不负你。你用你的嘴承认的和你心里信仰的，我都会为你做'。然后是一首敬拜歌，第一句是'保持安静，知道我是上帝'，第二句是'我是治愈你的上帝'，第三句是'在你，在上帝身上，我们放上我们的信任'。这是另外一个一切都能吻合的难以置信的例子，而且我们知道，如同我们已经体验过的一样，这些不仅仅是巧合，而是上帝在控制万物。"

"我不得不再等一周，等我的医生度假回来，但是上帝赋予的安宁和自信一直与我同在。他回来后立即切除了我皮肤的病变部位。让两位顾问吃惊的是，根本没有癌症迹象，他们就把我的名字从第二天的手术名单上划掉了。上帝已经完成了他的承诺，没有食言。"

让一些人感到困扰的是，如果康复没有直接发生，我们能否继续要求康复。我认为如果我们心灵态度是正确的，我们可以。换言之，如果我们只是把我们的要求带给上帝，而非努力去让他屈服。

康复并非总是瞬间的——即使是耶稣也不是一次而是分两个阶段治好一个盲人的（马克福音 8：23 －25 中记录了这个故事），表明远离疾病既是一个单一事件又需要一个过程。因此，我们既可以轻松自在地继续祷告，也可以要求不止一次祈祷。弗朗西斯·麦克纳特，对基督教康复疗法有着广泛的了解，他说：

"我一生中最重要的一个发现是，当一个短暂的祈祷似乎没有帮助时，一种'浸润式'的祈祷通常会带来我们所寻找的康复……当我们做短暂的祈祷时，我询问有多少人完全康复，有多少人得到改善，就已经检查了祈祷的效果。体验到一些真正改善的人数与那些被完全治愈的人数之比通常为 5:1。这让我认识到，一个短暂的祈祷经常会对人有一些身体上的效果（一直也有精神效果），但是当我们为病人祈祷时，我们大多数人需要时间。"

康复、压力控制、饮食和锻炼……这里我试图对一些与癌症温柔疗法相关的方面进行概述。它们重要吗？起作用吗？它们只是对病人有效，还是也能帮助我们中那些虽然离癌症只有一步之遥，但是也在为爱、理解和支持而斗争的人？我会说，"是的，它们可以"，但是我们必须自己做出判断。

癌症是一种不会以同样方式影响两个人的疾病。每一个人对它的反应都不一样。但是，我们无论是自己得病，还是扮演支持者的角色，癌症都给予了我们所有人一种机会，让我们去发现活着绝不仅仅是指身体健康。这就要求我们把自己的需要视为一个整体并共同努力来满足它们。

对我们自己的健康和福祉负责并非易事。但是对一些人而言，它是最佳的选择——唯一真实的处理方法。无论我们选择如何去处理癌症这个危机，我们都不能超越我们有限的资源。

潘尼·布朗恩是布里斯托癌症协助中心的共同发起人之一，他认为：

"我们必须寻找适合自己的模式……目前对付癌症的模式是把它交给专家，由他处置。选择为自己的疾病负责不是一件轻松的事情，但是更加艰难的是寻觅其中的深意。"

"寻找受难的意义是宗教哲学家们津津乐道的事情，而且坐在图书馆的椅子上探讨要比在医院里摸索容易得多……但是它值得追寻。我对此孜孜以求，以至于到了把了解疾病和怎样对付疾病都当成自己的问题的境界。我很快就发现唯一能够承担这个重任的人是上帝——但这是伊曼纽尔——上帝与我们同在——不是看起来像在尼普顿和托尔斯泰之间，从乌云笼罩的王位上放出凶光的十字那样被折射出的一种幻境。如果我们要知道'天国在你里面'的意思，就必须与上帝建立更亲密的关系。耶稣说，'我是路途'，这也正是我已经努力发现的道路。"

第3部分

癌症晚期

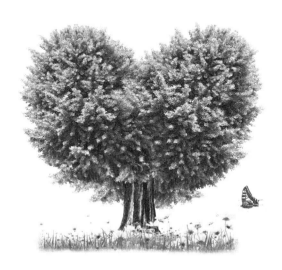

第十五章　最后的战役

> 凡事都有定期，天下万物都有定时：医治有时……怀抱有时……静默有时，言语有时……喜爱有时……和好有时……哭有时，笑有时……生有时，死有时。
>
> ——《传道书》第三章

谈论和治疗癌症通常都会将其分为几个阶段。

癌症的初始阶段是指最初诊断出问题并开始治疗的时期。

中期被描述为缓解期，病人可能部分或者完全康复。在这一阶段，病人带病生活，可能身体很好，也可能需要接受数月或者数年的间歇性治疗。

如果疾病复发，之后无法再进一步积极治疗，我们称之为恶化或者晚期。尽管病人还可能再活几个月或者几年，但最终结果是死亡。

很多癌症病人得了癌症但是最终却死于其他原因，能理解这一点非常重要。不是每一个人都会经历癌症晚期的。

就像癌症通常的情形一样，这里没有固定模式。我父亲的肿瘤可能生长了 2～3 年，但是他只知道他得了 12 周——就是他知道诊断结果和他去世之间的时间。有些人被告知没有深入治疗的可能性后，这种情形仍保持了一年，在有些情况下时间会更长。因此，癌症晚期可以从几天、几周持续到几年。如果它持续时间很长，病人的问题和要求会和那些带着癌症生活的人一样多，至少开始时是如此。

既然我们先前已经详细地考虑过这些要求，那么我们现在可以断言，在积极治疗结束和死亡之间也就是几周或者几个月的时间。我们怎样才能够帮助病人（和我们自己）去享受而非忍受剩余的时光呢？我们怎样才能够帮助他们带着安宁和希望穿越死亡的阴暗之谷呢？

实事求是地说

当病情进一步发展后，面对各种选择，有少部分病人会想重返医院，可能是因为他们执着于等待发现一些奇迹般的治疗方法。但是，大多数人还是想呆在家中，尽管那些去照顾他们的人可能会对自身应付这种局面的资源或能力有所怀疑，但是基本的护理是非常简单的。身边有专业人士，可以为我们提供技能和专业知识培训。

当家中有病人时，当地医生通常是第一道支持线，就连癌症晚期也不例外。病人可能在医院里已经接受了进一步的检查或者治疗，或者他们已经在家中日渐虚弱和不安，而且被建议去找癌症专家对癌症的未来管理进行决策。无论哪种方式，专家都会把他的发现通知病人的医生，提出有关照顾事宜的恰当建议。如果病人需要在家进行照顾，医生就会启动社区关怀系统。

街区护士将重新和家庭进行联系，这取决于家庭的需要和病人癌症的发展情况。患者可以向下列人士寻求帮助：

● 健康访问员：可以提供一般性的帮助，特别是幼年或者是老年病患。

● 理疗师：能够以多种方式帮助病人运动，比如使用行走辅助器，或者对四肢肿胀和呼吸困难进行治疗。

● 职业康复师：知道在哪里能够找到让家庭生活更容易的小装备，还可能会提供诸如轮椅滑道或者浴室使用的安全设施的指南。

● 社工：通常附属于医院或者当地医疗机构，可以提供关于经济问题（有哪些现成的可以帮助癌症病人的津贴或者基金）、家庭帮助、在轮椅上就餐及其他志愿援助和服务等建议。许多人同时也是经验丰富的顾问，他们会乐意倾听任何需要讨论的问题。

●许多专业护士：她们帮助着正在遭受癌症折磨的病人，如麦克米兰的护士们、玛丽亚·居里的护士们以及临终关怀医院的护士们，她们都是癌症病人需求方面的专家，而且在控制疼痛、提供饮食建议和担当整个家庭的倾听者方面很有帮助。医生通常会让她们去看望他的病人——但是如果医生没有这么做，我们可以要求他这样去做。这些护士只是充当顾问，她们不做"护理病人的事情"——那是社区护士的责任。还有造瘘口护理护士和乳腺切除术护士，如果有需要可以去找她们，但是她们通常只在医院里面见病人。

如果病人身体好起来，能够走动，那么对外界的援助需求可能就不会那么迫切。这种情况与照顾任何一个可能因疼痛而身体虚弱、需要清淡饮食的人一样，都会面临四个最主要的问题：疼痛，便秘，没有食欲，恶心呕吐。

疼痛控制

疼痛可以被控制。要记住的最重要事情是，只要止痛药剂量充足而且定期服用，就能让病人一直远离痛苦。开始时，止痛药是片剂或者液体。如果病人病情严重，可以使用直肠（后端）塞药的方法来缓解痛苦。还有膏药，很像那些想戒烟或者是激素替代疗法的女性贴的那种东西，它们可以通过皮肤缓慢释放药物，而且非常有效。比较不常用的一种方法是给病人皮下植入一种注射器，内有已测算好剂量的止痛剂。当它放置到位后，一旦疼痛加剧时，病人就可以按动按钮释放少量药物。

除了专用止痛剂，如果病人的癌症已经转移到骨骼时，抗炎药物也可以明显缓解疼痛。当然还可以进行一个疗程的放射治疗，效果也很好。

让感觉不到疼痛的人进行评价确实有些困难，然而让那些遭受痛苦的人来描述它也同样困难。一些病人似乎更能忍受而不加抱怨，但另外一些人则一点儿疼痛都受不了。最佳的经验法则就是"疼痛程度以病人所说为准"。对有疼痛的人来说，任何疼痛都很重要，不应该轻视或者忽视。疼痛很容易受病人情绪的影响，与那些每天感到沮丧或恐惧的癌症患者相比，那些精神抖擞、有积极世界观的人有可能在更长时间内都感觉不到疼痛。

一些护理人员担心如果药物剂量过大，病人会产生药物依赖，但是对晚期患者则无需担心。针对晚期患者，只要我们给了处方上的剂量，病人不感到疼痛而且清醒，我们就做了正确的事情。如果疼痛很快再次出现不得不增大药量，或者药物引起了诸如嗜睡、恶心或者轻微头疼等副作用时，我们应该向医生、街区护士或者专业癌症护理师寻求建议。

190

便秘

止痛剂和摄入的食物量少都能引起便秘。对那些没有经历过便秘之苦的人来说这似乎是小问题，但是却令便秘病人非常痛苦。便秘本身也是疼痛的原因之一，因此不应被忽视。街区护士会建议服用适量的泻药，并对应该吃什么提出切实有效的建议。还会对一些病人进行安慰，告诉他们，虽然每天排便一次很理想但不是最根本的，在这种情况下一周 2～3 次就足够了。如果问题变得严重，护士可能会使用栓剂或灌肠剂。

没有食欲

所有癌症病人很常见的症状是没有食欲以及由此导致的体重减轻。这会让那些努力"让病人身体好起来"但是却亲眼目睹病人日渐憔悴的人变得焦虑和沮丧。麻烦的地方是，病人"体重减轻—不想吃东西—体重减轻"会形成一个恶性循环。这时照顾病人的原则大体上与照顾化疗或者放射治疗的病人一致。

- 不要强迫病人吃一顿"正常"的饭——只要是他们喜欢吃的东西，无论他们什么时间想吃，只要吃了，对身体都会有更多的益处。

- 量少且装盘精美的食物更能勾起食欲。

- 软食，可能是流质的，更易于吞咽。

- 少量饮酒可以刺激食欲。即便是病人服用的药片上写着"禁酒"，但只要他们不开车或者不使用机械，还是可以服用一点儿的。如果不确定，可以询问医生。

- 足量白开水，如有可能，一天喝 8～10 杯。

- 比起硬食物来，像汤和冰激凌这样的液体更容易让人接受，可以再加入鸡蛋、酸奶、牛奶等。

- 不要害怕和保健专业人士讨论问题。因为他们能够给病人提供增强食欲的药片，也可以开些食物补充剂。

恶心和呕吐

如果你觉得恶心，不想吃东西，以及如果你吃了东西立刻觉得恶心，那么食物就不会给你带来太多好处。这是急需要处理的一个问题。医生可以开一些止呕药物，有可能需要每天定时服用或者餐前一小时服用。其他值得尝试且非常有帮助的建议是：

- 吃没有脂肪或者非油炸的食物。

- 一片烤面包片或者饼干，早晨起床后立刻就吃。

- 少食多餐。

- 流质饮食和固体食物应间隔 1 小时食用——不要在吃饭时既吃又喝。

- 饭后立刻休息，但是休息时要坐着，不能平躺。

口腔疼

吃喝不当导致的另一个结果就是口干、口腔疼痛和感染，它也是不想吃喝的原因之一。其治疗方法与因化疗或者放射治疗引起的口腔疼痛的治疗方法相同——定期使用牙刷进行彻底的口腔清理，足量的无味漱口水、解决嘴唇干燥的凡士林、舔无味或者有味的碎冰块，以及医生认为有必要时使用的含片。如果病人非常疼，护士还可以使用一种"口腔盘"来保持口腔清洁和口气清新，但是如果病人能够自己漱口则会更舒服。如果舌头、嘴唇和牙龈上出现白斑，应该直接向医生报告，因为它们是感染的结果，会非常的不舒服。

应该鼓励病人尽可能长时间坐着并多做活动，当然有些人因为日渐憔悴，大部分时间只能坐在椅子上或者躺在床上。此时，如果卧室不在一楼，病人和护工就需要决定是把床搬到楼下，还是在楼上照顾病人。在楼下照顾病人时，病人能够继续感受到自己是家庭生活的一分子。但是每种情况都有利弊。

在楼下被照顾时，病人将：

- 仍觉得自己是家庭的一分子。

- 有更多的刺激和兴趣。

- 护工免于楼上、楼下奔波之苦。

但是：

- 不会太安静，而且隐私更少。

- 晚上护工不得不住在楼下，可能要睡在简易床上，还会担心因听不到病人的声音而没有对他们的要求进行应答。

- 去浴室和厕所可能不太方便。

在楼上被照顾时，病人可能：

- 觉得孤独和隔绝。

但是：

- 可能更容易使用洗漱和卫生设施。

- 能够安静地休息。

- 当客人来访时能有更大程度的隐私。

- 如果他们觉得恶心，不会被食物的味道烦扰。

- 如果照顾他们的人能够很舒服地睡在附近，那么他们可能会觉得更加自信和放松。

处理这种情况时没有对错之分。一个病人为上楼还是下楼激烈地斗争了两个星期，因为在她的文化中，把床放在楼下被视为是结束的开始（但她又不想被排斥在家庭生活之外）。最佳安排就是让当事人——病人和照顾他们的人——感到是正确的安排。让家庭中的其他人保持他们的安宁可能是最明智的。

皮肤护理

如果病人大部分时间只能坐着或者躺着，那么就必须对皮肤进行精心护理，特别是像脚后跟、胳膊肘、髋骨和尾椎骨等覆盖骨节点的部位，否则会产生压迫疼痛。护士能够提供的服务是：

（1）在床上或者椅子上准备一个吸水海绵橡胶圈，供病人坐着。

（2）可以躺在上面的"气垫床"或者羊皮。

（3）保护脚后跟和胳膊肘的护具。

（4）让毯子远离床上支撑腿的支架。

所有这些都能防止身体某些部位受到压迫，但是它们并不能替代下面这些行为：帮助病人经常变换位置、用合适的按摩霜轻轻按摩压迫点（街区护士可以给你提供一瓶，或者建议你应该使用什么）。如果皮肤干燥或者瘙痒，婴儿润肤露要比爽身粉柔和，而且不会刺激呼吸道。还有，在移动病人时要尽可能地慢点，以免造成二次伤害。如果不懂可以提出要求，街区护士会向你演示。一些病人发现，经常按摩四肢和擦后背对治疗很有帮助；而有些人的确不喜欢被人抚摸，除非是治疗需要。如果遇到一些病人非常不喜欢的护理程序，最好还是留给护士，不要在家庭中制造紧张气氛。

随着病人情况恶化，街区护士会更加频繁地上门服务。她和专业癌症护师或者专业癌症护师自己会每天给病人打针、做湿毯浴和其他专门护理——如有必要，一天要做几次。护士能够提供诸如安装在椅子或箱子上的室内坐便器、病人在病床上用的便盆和尿盆等移动厕所必需品。如果病人大小便失禁，她能提供床上保护措施，让病人保持干燥和舒适。有些地区，还能帮助亲属应付额外的衣服紧急干洗服务。

如果尿液有味道，应该告诉医生，因为病人有可能受到感染，需要进行医治。如果病人腹泻，也应该向医生报告，直到腹泻结束前应避免吃油腻和油炸食物以及牛奶、粗糙食物。病人要不断补充液体，因为严重腹泻会导致脱水。

病人作为人

我们很容易一门心思陷入对病人进行最好的身体护理当中，以至于我们看不到衰败的躯体下的那个人。维护病人的尊严，帮助他们对生活充满兴趣，要比花费数小时烹制精美的饭菜或者熨烫床单更为重要。

抽出时间与病人一起大声朗读、听广播或者看电视、玩七巧板或填字游戏，或者帮助他们找到第二种兴趣嗜好，聊天或者只是安静地坐在床边，这些都不是浪费时间，而是时间投资。一起享受生活，其中包含的内容远远超过最专业或者最有爱心的身体护理。

一次只活一天

想到未来几周或者几个月要面临密集护理时，我们可能会感到前景黯淡，并且想知道自己的资源是否能够持续下去。仅仅依靠我们自己的力量，我们可能会动摇，但是上帝已经许诺他的力量会在我们的虚弱中变得完美，而且我们可以依赖他那无尽的资源。当耶稣对他的门徒说"不要焦虑明天，上帝也会照顾你的明天：一次只活一天"时，他在《登山宝训》中总结出一个重要的原则：

当我们这样活着的时候，我们不仅不会过早地为明天担忧，而且还及时抓住了今天的小幸福，并且把每天都活到极致。我们的生活是每一天累积的总和，这就是不带遗憾地活着的秘密，无论我们生病与否。

"有一些人用对死亡的恐惧来塑造自己的生活，还有一些人用生命的快乐来塑造自己的生活。前者在垂死中活着；后者在活着中死去。无论何时死去，我都想在活着中死去……"

尽管如此，没有人会认为护理自己所爱的人走过疾病晚期是一件易事。它确实不是易事。无论我们努力表现得多么支持和关心，总有我们厌倦和愤怒的时候，或者感觉到不能胜任和沮丧的时候。当病人离开人世时，我们总是会回顾过去，发现有些事情我们希望重新来过，有些事情让自己很自责。我们是人，不是机器，人难免会失败。如果我们苛求自己以及自己与病人之间完美的关系，那么与放松和接受"尽了自己的力量就足够了，和上帝在一起最终是没有失败的"相比，我们能够给予的会少得多。

"上帝不但宽恕我们的失败，还能在别人甚至是我们自己无法看见的地方看到我们的成功。只有上帝能肯定那些我们没有说出的愤怒的词语、我们拒绝的诱惑以及我们身边人很少注意到并长期遗忘的耐心和温柔。如此的善事永远不会浪费，也不会被遗忘，因为上帝让它们永恒。"

分担护理

让病人和照顾他的那些人时常去见见其他人是有好处的。我们可能过于保护他们，拒绝其他人和病人坐一会儿或者开车带他们出去逛逛的请求，觉得我们应该一直陪在他们身旁，这其实是错误的。有些人在探视时停留时间可能过长，稍后需要悄悄地但是坚决请他们离开，这是必须做的。病人可能无法应付太过健谈者或者悲观主义者，我们需要呆在病人身边，引导他们的对话是在正确的方向上进行，这也是必须做的。但是这不应该妨碍我们欢迎那些积极的和有所帮助的人。我们需要这种人的帮助，以便让自己从长期的照顾中腾出时间来好好休息一下。

在护理病人时都需要有一两个主要负责的人，其他人则在他们能够帮助的时候提供帮助。当这些人试图干涉主要看护人已经建立的模式时，就会在家庭中造成紧张气氛。

史蒂夫的父亲和他住在同一地区。当父亲的癌症恶化时，史蒂夫的妹妹简对她父亲施压，要求他离开现在的公寓去和儿子同住。她自己住在100英里之外，而且是全职工作，而史蒂夫的妻子海瑟没有工作。但是海瑟发现自己很难同时应付三个年幼的孩子和一个患病的公公，更难忍受的是史蒂夫的妹妹每两周一次的来访。简住在她父亲的公寓里，但是却希望每顿饭都在哥哥家里吃；她不仅没有帮助照顾父亲，以便让海瑟和史蒂夫有点儿自由时间，还经常对他们照顾父亲的方式指指点点。

医生非常坚定地告诉简，现在需要把病人送到当地的临终关怀医院以进行更好的疼痛控制，并且这样可以让家庭得以安宁。这么做以后，以上的状况最终得到了解决。他还建议简如果再有看法或抱怨应该直接告诉他。

在这种情况下需要遵守的原则，就是照顾病人的后备人员应该支持和鼓励那些正在照顾病人的人。如果他们对治疗、护理或者病人病情发作过程有任何的质疑或者评论，他们就应该直接去找医疗护理团队，而不是削弱家庭其他成员的信心。

第十六章　一起穿越峡谷

垂死不仅被看作是生命的终结，同时也被视为是个人成长和发展中的一个特殊阶段。但是，几乎每个人都会听到这样的话："我恐怕已经无能为力了。"这即使不让人即刻产生恐惧，也会首先产生一种厄运来临的预兆感。我们可以接受死亡这一不可避免的事实，但是我们很难接受可以预见的未来前景，无论我们多么坚定地相信死亡并非终结。大卫·沃森，尽管他是一个信仰坚定的人，但也不例外。

"我的第一反应就是，我还有365天能活，而明天只剩下364天，接下来是363天。从负面影响来看，它令人沮丧和郁郁寡欢。我一直在想，对死刑犯而言，最糟糕的体验可能不是死刑本身，而是等待死刑的痛苦过程，每天早晨你都被同样的噩梦惊醒，它不会随着白昼消失，因为它是现实。每天夜晚同样的梦魇缠绕着你。恐惧会滋生幻想，结果一样能令人麻痹……"

"对我而言，最难过的时候是凌晨二三点钟。我曾经带着坚定的信仰在世界各地布道。我已经告诉数以千计的人，我不惧怕死亡，因为通过耶稣我已经收到了上帝永生的礼物。多年以来，我一直对这些真理毫不怀疑……如果我很快就要上天堂了，那么天堂到底有多真实？它仅仅是一个美丽的想法吗？当我死亡时真的会发生什么？究竟上帝自己是否真的存在？我怎样才能确定？实际上我怎样才能确信除了癌症和死亡之外的东西？我的信仰在此之前从未受到如此猛烈的攻击。"

大卫是一个癌症患者，他的癌细胞已经扩散，在他怀疑疗效之前，其实就已经无法再进行有效治疗了。因此他和他的家庭在接受医生诊断的同时，还得接受"他的生命可能很快走到尽头"的所有情感创伤。

一部分人在确诊后可能会用自己的方式度过这个阶段，可以认为他们已经接受了癌症这个事实。然后他们还会觉得震惊和失望，因为当死亡临近时，拒绝、愤怒、沮丧或者讨价还价等都会蜂拥而至，他们不得不再次面对。这一切的出现没有固定顺序或者模式——就像涨潮时，会把大量漂浮垃圾冲到海滩上。一天早晨，当我们沿着海岸线漫步时，我们可能会发现海草和浮木；下一次涨潮后，我们可能会发现一些绳子、油或者空铁罐和瓶子；再下一次涨潮后，所有这些东西都会被冲走，沙滩干干净净，没有一点儿污染。

在癌症晚期，病人和家属都能切实体会到这些情感。某一天愤怒和痛苦可能会蜂拥而入，但是在下一次潮起时，希望和接受可能会把它们冲走。明白这一点对我们会有所帮助，因为我们可能不会同时走过相同的悲伤阶段。波涛可能把"接受"冲刷到病人的"海滩"上，并且把"沮丧"卷到我们身上。一些人彼此间的反应似乎完全相反，而其他人则更多地被现在包围他们的感情所影响，产生相同的反应。这两种反应没有更好或者更坏之分——我们只需要认识到正在发生的事情，并且用我们所有的耐心和理解来忍受这种状况。

"我想我在思想和情感上已经打败了癌症，即使在身体上还没有。但是当医生说他再无能为力时，斗争又一次开始了。"

除了与悲伤（有时纠结）有关的感情外，癌症病人还要面对一些他们可能会陷入的情感陷阱。

内疚

对自己的病负责任，并且努力保持一种积极的人生观，这是很好的态度，但是如果尽了最大努力而癌症依然复发，一些病人则会觉得很内疚。他们可能会责备自己没有足够努力或者没有仔细遵循特定的疗程。如果他们已经做了康复祈祷，他们可能会担心自己没有"足够的信仰"，或者在他们的生命中有一些没有意识到或者没有承认的坏事，这妨碍了上帝的康复能力发挥作用。

大多数人认识到，他们的疾病给那些照顾他们的人施加了许多压力，为此可能会感到内疚。一些人甚至感到十分内疚，因为自己没有康复导致了整个家庭失望。

这种内疚通常没有被处理，因为它没有表达出来——至少没有用太多言语表达。因此，第一梯队的支持者们需要对这种特定的受难领域非常敏感，并且向病人保证，如果疾病复发那不是他们的错，他们需要额外的照顾。彼此照顾是爱的特权，但是我们通常会发现这很难用言语表达。我们可能会想，我们已经用行动表明了我们的心声，但实际上它是十分需要言语的，而且言语能够带来很多安慰。当对过去的不良行为或者破碎的关系产生内疚和悔恨时，也需要说"对不起"，对方也应坦诚地接受并回之以爱。

基督教信仰中最伟大的基石之一是，如果我们愿意把自己交给上帝，那么我们曾经做过的所有错事都能够被宽恕和遗忘。但是有时候我们会发现有些事很难办到，如：承认我们有这个需要，或者帮助我们身边关系密切的人明白这一点。这也正是旁观者大有作为的地方。一些牧师在教堂里提供正式忏悔的机会；在非正式场合其他人也会很高兴地去倾听并且予以安慰。手头还有没有做完的事情也会让重症病人感到压力，而且会让那些活下来的人产生不必要的悲伤和遗憾，因此重要的一点是我们一定要用适合自己情况的方式去处理它。

在上帝那里寻找安宁或者与那些我们曾经错怪的人达成和解，永远都不会太晚。

孤独

当自己被告知疾病已经无法医治时，病人会有一种可怕的终结感，通常会觉得自己已经被医生抛弃了。出于已经讨论过的原因，医生可能会稍微抽离出来或对病人不再表现出兴趣，这些都会加重病人被隔离的感觉。该如何处理这种情况？朋友们也会觉得不适和不确定，因此彼此之间会避免联络。最终导致的孤独是很强烈的。

"我开始也想弄明白，是不是我的妻子私下里也期望摆脱我，然后像耶稣那样对门徒说：'你们也会走开吗？'然而麻烦的是我不能问这个问题，因为我觉得那样做会置她于不得不否认的境地。当她有一天说'我们将一起坚持到底，无论发生什么'，那是一种巨大的解脱——就像黑暗中点亮的那盏灯一样。"

恐惧

死亡是每一个人生命中都要经历的一种必然，然而我们都尽量去忽视它。萨缪尔·约翰逊有句名言："当一个男人知道两周后自己将被绞死，他的大脑惊人地高度集中。"当未来变得如此短暂时，我们会意识到有些问题不能再被隐藏或忽视。

在这样的时刻，即便是最坚定的信仰者也会重新评价他们信仰的根基。一些人喜欢安安静静地去做；一些人则需要与那些对这种明显动摇不吃惊的人进行辩论。

许多人从来没有真正弄清楚他们所信仰的东西。他们可能会很尴尬地承认需要内在确定性，他们也可能对讨论的机会表示感激（在这方面有帮助的书籍，见本书 219 页中的书单）。研究已经表明，正是那些理清他们信仰的人能够毫无恐惧地面对未来——无论他们相信死亡是终结，还是认为死亡是一种比我们能够想象到的更为奇妙的开始。处于两种想法之间的摇摆者有着更为艰难的时光。

尽管许多人说他们不害怕死亡本身，但垂死的过程却是另外一回事。在许多人的脑海中，癌症一词与疼痛密切相连，病人最大的恐惧之一就是一种萦绕不散而且极端痛苦的死亡。幸运的是，在对疼痛控制日益了解的今天，至少一半癌症已经恶化的病人根本没有显著的疼痛，而且对那些感到疼痛的病人来说也有非常有效的缓解办法。医生、街区护士或者现在已经很常见的能够让病人在家中得到舒服护理的专业癌症护理师，他们能够并且应该给予这方面的安慰。

那些照顾病人的人应该了解疼痛通常和感情上的痛苦是密切相关的。这并不是告诉病人他们的疼痛"都只是在大脑中"，而是要给予他们所需的支持和鼓舞，这样就可以减轻这种疼痛。这可以让那些亲眼看见他们所爱的人受难，并且怀疑自己能否有能力去应付的人，注意到疼痛，甚至是非常剧烈的疼痛，但一旦过去以后很少有病人会记得疼痛。这种结果是令人欢欣鼓舞的。

"我无法想起疼痛。我能记住有这种剧烈疼痛的经历，但并不是疼痛本身。我谢谢上帝我不能，否则生命将无法忍受。我现在想起它时，它只是一个抽象的概念。"

病人和亲属可能都会有的恐惧是，病人死后，活着的这些人将如何面对未来。公开谈论这些事情很困难，但是这样做对双方都是一种解脱。如果病人有这种想法，可以由医生、街区护士、牧师、远亲或者密友提出像遗嘱、未来的经济安排，或者把钱花在房子上是否明智等话题。这些人扮演着催化剂的角色。当然，还有一些需要讨论的事情：

- 遗嘱。如果病人离世时没有留下遗嘱，对那些活着的亲属而言，生活就会变得很复杂。

- 为任何需要抚养的儿童指定监护人或者托付人。

- 经济条款，如保险、养老金等等。

- 病人对葬礼是否有任何特殊的要求；他们希望土葬还是火化，或者甚至是把他们的遗体或者器官捐献给医学研究。

一些病人对他们的葬礼仪式有明确的想法，他们甚至会安排好仪式的顺序，选好赞美诗和读本。虽然这时讨论这些确实很难，但是事后回想起来，如果知道一切都是按照死者的心愿进行的，那么对活着的人也是一种莫大的安慰。但要记住，我们不应尝试逼迫病人参与这样的安排，除非他们真有此意。

无助

如果医疗专家说他不能再为你做更多的事情时，你会很轻易地认为自己也一样，这会导致一种极端的无助感。其实，情况不应如此，因为许多癌症患者已经证明在生命的这个节点他们已经找到了替代药物的形式。除了我们已经讲过的用"温柔"的方式做适合他们的事情之外，还应该鼓励病人设定自己的目标，并且自己去发现他们能处理和不能处理的事情，而不是由焦虑的亲属们告诉他们。

1983 年，一个旨在帮助较贫穷国家的基督徒布道并向他们的同胞传教的美国小组，收到一个菲律宾福音传道士需要 10 万本《新约》的请求。他向这个小组保证他会在未来 6 个月的时间内把《新约》发完。这似乎是一个非常宏大的任务，这个小组想确保他们所提供的《新约》能够被恰当使用，因此在他们进行调查前推迟了发书。

他们了解到这个人在此前的 6 个月内已经发放了 10 万本《圣经》，尽管他除了一个携带《圣经》的双肩包之外没有其他任何运输工具。当他们仍然在争论是否应该为他供应更多书籍时，这个福音传道士的一个朋友写了一封信，并指出已经浪费掉了两个月时间，情况很紧急。

"为什么要求会如此迫切呢？"他们问道。给出的回答是，"福音传道士已经 81 岁高龄而且已经癌症晚期。他只能再活 6 个月了"。

显然，这是一个例外，他有一种非同寻常的动力。尽管很少有人会为自己设定一个如此宏大的目标，许多人已经决定自己将活下来，不仅仅只是存在直到死去，而是要带着巨大的成功活下去。如同桑德拉·格兰特斯多姆，一个美国护士，曾经写过的那样："必须在疾病的限制下找到活着的理由，否则病人将无法活下去。在这项使命中，所有的人都必须有信仰之物、希望的事情和所爱的人，并且去回报他们的爱。"

托尼的母亲一个人住，而且离他很远。当她的癌症恶化时，托尼坚持要让母亲来与他同住——出于最善良的动机。这位老妇人很不情愿地搬了家，而且远离了她的朋友和熟悉的环境。最终她还是回了家，由街区护士和每天来看望她的当地的麦克米兰癌症护理中心的护士来照顾。一旦她的癌症恶化，护士就会来得更勤。在她临死前 10 天，她还呆在家里。此时当地的临终关怀医院接收了她。这看起来似乎是一个非常孤独的探寻之旅，但那是她想做的，而且一直到临终前她都很愉快、平静。

在治疗效果已经甚微以及病人想停止治疗的情况下，病人也应有做出决定的权力。这种情况通常在化疗中出现，放射治疗或者进一步的手术可能会延长一段生命，但是所换来的只是一种非常糟糕的生活质量。病人通常为了家人而被迫继续治疗，而家人也很犹豫是否应鼓励他们停止治疗，因为这可能会加速他们生命的终结。

"我母亲每4周就要用1周时间去接受化疗，因此她下巴上的肿瘤没有长大。问题是，在她不接受治疗的3周中，有2周她都觉得自己在生病——她的生活真的很悲惨，而且没有治愈的希望。她沮丧的时候已经说过她不想再做更多的治疗了，但是我知道她不会对医生这样说。因此在她再次预约时我陪她一起去，问了一些问题。医生建议她应该中断治疗3个月，然后再考虑。"

"3个月后，我们再次来到医院。我母亲问医生，如果她不做进一步治疗会发生什么。医生简单地说，'肿瘤会生长'，然后给了我们10分钟左右时间（在医院的走廊里）做决定。我告诉她，无论她怎样决定，我都会支持她，而且她没必要因为我去和化疗斗争。一旦她确信如果她不做治疗，我还会像以前一样去看她时，她就放松下来并且告诉医生她决心已定。我有时在想自己是否做了正确的事情，但是我知道比起之前的18个月，她享受了最后的这 6 个月，这是最重要的事情。"

这些就是病人和家属要面对的恐惧。而每一种情况又各有不同，因此对一个人极其重要的事情可能不会引起另外一个人的一丝不安。我们在努力提供帮助时所能做的就是努力辨别当时困扰病人的特定压力，然后尝试着对病人表达出自己的情感以及需要做出的反应。这也意味着要提供实际的帮助，或者情感和精神上的支持。重要的是我们不要把对病人应该如何反应的期望强加给他们，而是顺其自然努力去满足他们。

放手

在鼓励病人与疾病斗争和允许他们放弃对生命的把握之间，有一条细微的界线。

正如乔指出的那样，他对"径直穿越峡谷"很满意，但是他觉得他的妻子艾迪斯好像在后退。

"她一直在提醒我，我们退休时计划去做的所有事情，"他若有所思地说，"但是我知道，她也知道，那些计划不久前被搁置了。她想让我去斗争……但是我没有更多的战斗力了……然而我不能让她失望！"

承认自己的生命接近终点会很难，而且一些人永远不会承认，但是大多数病人会逐渐从生活中退缩，不想见人并且对外面的世界失去兴趣。这不是"放弃"，而是自然进程中的一部分。我们的态度能够帮助或者阻碍病人获得这一阶段的安宁。

艾迪斯最终向乔承认她将在没有他的情况下独自面对未来的生活，而且他们一起处理了很多事情，例如：未来她住在哪里、如何理财以及先前计划中哪些部分她能够独立完成。做完这些事情后，他们彼此都能把乔的生命视为完整无缺。二三周后，乔平静地离开人世，他已经做了他能对妻子表示关心的全部事情。

如果我们决定在家里护理病人直到他临终，通常可以做到。但是有些时候，有必要把病人送到医院里去接受一些专业护理，或者在临终关怀医院里住一段时间进行疼痛控制，或者只是让家人休息片刻。如果情况如此，我们无需责备自己或者感觉我们很失败。

"我不可能允许我丈夫被送到临终关怀医院——他会认为我抛弃了他。"

"临终关怀医院不是一个非常可怕等待结束她生命的地方吗？那儿一定非常阴森……到处都是垂死之人。"

如果我们从未去过临终关怀医院，就很容易产生和那些焦虑的亲属们一样的想法，但事实上他们的害怕毫无根据。临终关怀医院通常有一种愉快、宁静和关爱的氛围，一点儿也不阴森或者悲惨。尽管那里是专门照顾临终病人的地方，但是许多病人会在那里短期住一阵后再回家，而且绝不是所有住在那里的人都徘徊在死亡大门之前。此外，所有的工作人员都接受过照顾癌症病人的训练，他们擅长疼痛控制和满足那些生命快要终结的病人——还有他们的家人——的需要。

临终关怀医院的整个理念都非常积极——去支持和鼓励那些患病晚期的人，让他们在死亡来临时能够带着勇气、尊严和希望去面对。尽管病人的现实情况没有被置之不理，但重点放在活着上——带着最低限度的疼痛和不适活着——让病人剩余的每一天都能够在身体状况允许的范围内活到极致。因此，鼓励客人来访。孩子甚至是家庭宠物通常很受欢迎，大部分病人很积极而且会十分开心。

一些临终关怀医院有自己的护士队伍，她们去病人家里探视，在需要时提供支持和建议。因此动用当地临终关怀医院的资源不是承认失败。如果之前我们从未进行过任何联系，那么在我们可能需要它提供帮助前，打电话并且要求拜访临终关怀医院是一个好主意。病人在进入临终关怀医院以前，要按照医生要求填写一个转诊表。但是大多数"继续护理中心"（有时被这样称呼）欢迎家人直接咨询。他们同时也在病人患病期间和病人死亡以后为家庭提供很多帮助。

死亡和垂死

现在几乎没有人曾经直接接触过死亡——它是一种过

程，就像出生，在医院的诊疗中更加常见。因此，我们对深爱的人在家里死去感到不安是自然而然的，即使我们也想让他们呆在他们感觉最开心和最安宁的地方。最主要的恐惧是对未知的恐惧，我们向医生或者街区护士咨询关于癌症晚期的任何事情时，都不应该犹豫不决。

我们最关注的事情之一就是如何知道死神临近。我们希望告诉家中的其他成员，比如妻子、丈夫或者其他主要的照顾者，在那时不会让他们独自照顾病人。给出准确的指南不太可能，因为病人死亡的方式与他们患病一样，因人而异。但是有一些事情我们可以确定：

（1）病人罹患癌症时很少会突然死亡——通常会有一些恶化的警示，比如：睡得会更少，从熟睡变成毫无意识，并且无法唤醒；呼吸方式也会发生变化，可能声音很大，听起来让人苦恼，但仅仅是由胸部的湿气引起的。

（2）病人病情发展到这种程度时，街区护士会每天甚至更频繁地上门，她能确认病人的恐惧，或者安慰病人死亡不会立刻来临。

（3）尽管病人不愿说话，而且看起来无意识，但听觉却是他们最后丧失的功能。因此他们仍然能够理解我们说的话，我们可以用话语来安慰他们，比如：我们爱的表达、最喜欢的《圣经》读物或者祈祷、钟爱的音乐。

（4）死于癌症的人不太可能很痛苦或者表现出其他任何的痛苦信号。对绝大多数人而言，它是一个温和的过程——他们陷入沉睡，最终停止呼吸。

实用性

我们需要做到的第一件事是不必害怕死尸。它只是我们所深爱的人的空虚无用的躯壳而已——就像美丽的蝴蝶破茧而出后的枯萎的蝶蛹一样。当心脏停止跳动，呼吸也停止时，躯体变得非常苍白，而且逐渐变冷。

这时没有必要对躯体做任何事情，不做也不会有人看不起你。但是，照顾病人的人会扳直死者的身体，拿走除枕头以外的所有东西，必要时合上死者的眼睛，用一个枕头或者一本书支起下巴等，这些做法让人感到很舒服。记得要关上房间里的任何取暖设备。在那些日子里，社区里很少有人能做到"局外人"，事实上过程要比过去简单得多。我们可以为死者洗脸洗手，然后换上干净的睡衣，这些完全由我们决定。如果我们做不了，殡仪员会帮着做这些事情。

第一个需要通知的人是医生。在医生确认病人死亡前，尸体是不能搬出家门的。如果病人在夜间死亡，医生通常会立刻赶来，然后由我们来决定是否希望殡仪员立即把尸体运走或者等到早晨，或者是第二天晚些时候。许多人不希望等，但是有些人则倾向于让家庭其余成员全部赶到，私下向死者告别，特别是希望与死者密切相关的孩子们看上最后一眼。让孩子们看到父母亲或者祖父母安静地躺在他们自己的床上而不是在比较不自然的殡仪馆，这样可以让孩子们在不感到恐惧的情况下接受死亡的事实。

这时，有人就会通知牧师前来。他可以提供安慰、关心和所有有关葬礼安排的帮助。殡仪馆馆长可能会在死后24小时之内对死者家庭进行再次拜访，这样就可以敲定土葬或者火化的具体细节。如果死者家庭和礼拜堂没有过联系，他也能提出关于葬礼仪式的建议，并且联系公墓的教堂和那里的当值牧师，当然这需要征得亲属的同意。

葬礼

我们许多人对葬礼的情形感到很畏惧，而且希望它不要发生，但是它的确是悲伤过程的一个重要阶段，并且帮助我们接受已经发生的事情。它是公开宣布已经发生的事情，鼓励我们去"放开"已经去世的人，让我们因他们的离去而感谢上帝。它能让我们从大家庭、好友和生活社区中积聚更多力量和安慰。

"我不想要一个悲惨的葬礼。我想为唐的一生举办一个感恩仪式——他的勇气，他对他人的关心和他不可战胜的精神。我想自己需要勇气去面对，我相信（如同我所做的那样，并且继续这样做）他没有死，只是鲜活地活在另一个维度里。所以，如果我在墓碑前落泪，我会觉得好像让上帝失望了。"

面对死亡时，安表达出了基督徒们内心的复杂情感。是的，我们的确不相信死亡就是终点，而且现世生命之外的东西要比我们迄今为止已经享受到的还要好。但是我们仍然在不断体会大规模的损失，当我们与深爱的人完全分开时，流出的眼泪不是我们虚弱或者缺乏信仰的标志。

那些相信死后还有生命存在的人仍然在悲伤，是为他们自己，而不是为逝者。因为没有走出哀悼的捷径，所以任何死亡，无论是突然降临还是预料之中的，其结局都令人十分震惊，并带来灾难。尽管别人可能会很快忘记所有的悲伤并且开始新的生活，但我们不会忘记。我们可能会觉得与这个缺乏关怀的世界格格不入，此时我们将发现自己能够完全依赖上帝的理解、无尽的安慰和无限的爱。最终黑暗将会给黎明让路。我们会接受这些问题、痛苦和损失，而且带着一种新的理解和绝对的安慰，我们能说："我知道没有什么东西比上帝更强大——不是最沉重的苦难，不是最深切的悲伤。他提供帮助的能力总是伟大的。"

后　记

　　"从这里开始新的旅途吧。"

　　当我的父亲从这个世界静悄悄地进入另外一个永恒的世界时，他的癌症遭遇终结了，而我的才刚刚开始。当我很悲伤而且努力寻找它的意义时，我与许多已经直面癌症的人进行了交谈。他们的经历、他们的问题、他们的困惑、他们的确定和他们的勇气交织在一起，形成了这本书的雏形。我向他们所有人提出了整个问题，"你已经学到了什么……直面癌症让你的生活有什么不同？"你已经读到了一些他们的回答。

　　在我父亲患病后，我想我已经能够对付癌症了，然而直到三年半前，我不得不再次面对癌症席卷我家庭的事实。那时我认识到我必须用一种方式让自己再一次达到安宁，接受事实。我的丈夫现在身体状况良好，但是我们不得不接受他患病的事实，而且我们不知道明天会怎样。我们发现这并非一件容易的事。但是我们都可以自信地说，直面死亡让我们对一起的生活有了全新视角。我们已经证明，尽管穿过阴暗峡谷的小路会很艰难，尽管悲伤和恐惧会在心底流淌而且怀疑可能会让我们鲁莽行事，但是上帝会走在前头为我们准备好下一步。不仅如此，他也会走在身后，当我们觉得太过疲倦而无法面对下一步时，他会推着我们前行。他同时还把我们的悲伤和错误、我们抓住的和失去的机会、我们的成就和失败收集起来，这样没有一样东西会被浪费。因为上帝要不断寻找新的开始。他已经为我们做了，并且也时刻准备并且愿意为那些有需求的人去做。

现在我又回到了曾经是我落脚并亲身体验过的岩石之处，并且能用自信和关于生死的更宽广视野重新落脚。如果生命是一个如此脆弱而且稍纵即逝的礼物，我想，在我离世前应该去完整地体验它。我想放心地活着，这样我对现在和未来就不会有恐惧；我想与他人情意浓浓地活着，这样当我到达旅途终点时，就不会有"如果当初怎样"的遗憾了；我想活着，这样每一天都有质量，无论还有多少时间给我或者我所爱的人；我想聪明地活着，这样我就能知道什么是真正值得我用时间去投入的东西。这种认识是直面癌症为我挖掘出的财富——是的，它物有所值。

书　单

个人经验

1. 潘尼·布朗恩 著，《温柔的巨人》，世纪哈钦森公司

2. 费欧娜·卡斯尔、简·格里纳夫 著，《没有鲜花……只是许多快乐》，Kingsway Communications

3. 拉谢尔·克莱恩 著，《应对癌症》，哈勃·科林斯出版社

4. 布兰达·库迪 著，《沙发上的一年》，可以从《浸信会牧师住宅》的作者那里获得，斯多科·圣·格里高利 著，汤顿 TA3 6JG

5. 大卫·沃森 著，《无所畏惧》，霍德与斯托顿公司

性格和压力

6. 卡尔、斯蒂芬妮·西蒙顿 著，《再次康复》，矮脚鸡图书公司

默想

7. 乔伊斯·哈哥特 著,《倾听上帝》, 霍德与斯托顿公司

现代临终关怀医院运动

8. 谢莉·都·布莱 著,《西斯里·桑德斯》, 霍德与斯托顿公司

情感问题

9. 伊丽莎白·库伯勒·罗斯 著,《活到说再见》, 普伦蒂斯·霍尔公司

10. 伊丽莎白·库伯勒·罗斯、大卫·凯斯勒 著,《生命课程: 两个生死专家告诉我们关于生命本身》, 西蒙与舒斯特公司

专门的癌症

11. 汤姆·史密斯 著,《成功应对前列腺癌》, 谢尔顿出版社

12. 乔纳森·维克斯曼 著,《前列腺癌丛书》, Vermi Lion

13. 罗格·S·科比 著,《小腺体, 大问题》, 前列腺研究宣传机构

其他资源

1. 埃莉诺·米德和罗斯玛丽·康利，《面对乳腺癌：关于乳腺癌和术后锻炼的问题》，慈悲制作公司；电话：01303 210250

2. 《反击和适应》，罗斯玛丽·康利和埃莉诺·米德为术前和术后的乳腺癌患者主演的信息和练习影碟，可以从基督教书店获得或者直接从慈悲制作公司购买，通讯地址：430 邮箱，福克斯顿，肯特 CT20。网址：www. compassion. co. uk；电子邮件：mail @ compassion. co. uk

3. 可以在 CD 上获得埃莉诺·米德本人乳腺癌经历的故事。CD 名为《如果怎样》，免费向患乳腺癌的女性提供。同样也可以在慈悲制作公司买到

有用的地址

关于癌症，互联网上有浩如烟海的资讯。有些可以相信，有些并不可信。在采取任何建议前，一定要向你的医生进行核实。

一般癌症信息

1. 网址：www. iconmag. co. uk

2. 网址：www. cancerlinks. org，一个旨在使互联网搜索变得更加容易的网站

3. 英国癌症研究，为病人和他们的家庭提供关于癌症方面的免费信息服务。也可以拨打免费电话0800 226237使用癌症信息护理（Cancer Information Nurses）。可以在www. cancerresearchuk. org 和 www. cancerhelp. org. uk 上找到更多的信息

4. 英国癌症病人联合会（CancerBACUP），巴斯，利文斯顿街，伦敦 EC2A 3JR。一支经验丰富的癌症护士队伍，处理关于癌症护理所有方面的书面或者电话咨询；电话号码：0808 800 1234；网址：www. cancerbacup. org. uk。他们出版了许多有用的小册子

5. 麦克米兰癌症缓解；电话：0808 808 2020；网址：www. macmillan. org. uk

6. 玛丽亚·居里癌症护理，阿尔伯特河堤 89 号，伦敦 SE1 7TP；电话：020 7599 7777；网址：www. mariecurie. org. uk

7. 圣·克里斯托弗临终关怀医院，劳里公园路，锡德纳姆，伦敦 SE26 6DZ，电话：020 8768 4500；网址：www. stchristophers. org. uk

8. 白血病关心协会，灌木丛大街 2 号，伍斯特郡 WR1 1QH，电话：01905 330003 或者 0845 767 3203；网址：www. leukaemiacare. org

9. 英国结肠造瘘协会，车站路 15 号，雷丁，伯克郡 RG1 1LG；电话：0118 939 1537；网址：www. bcass. org. uk

乳腺癌

10. 乳腺癌宣传，克里夫顿中心，克里夫顿街 110 号，伦敦 EC2A 4HT；电话：020 7749 3700；网址：www. bcc −uk. org

11. 乳腺癌护理，科尔琳之家，新国王道 210 号，伦敦 SW6 4NZ；电话：020 7384 2984；网址：www. breast-cancercare. org. uk

12. 英国乳腺癌联合会，金斯维之家 3 层，金斯维 103 号，伦敦 WC2B 6QX；电话：020 7405 5111；网址：www. ukbcc. org. uk

肺癌

13. 英国肺部基金会，高斯维尔路 73 −75 号，伦敦 EC1V 7ER；电话：0207 688 5555；网址：www. brit-ishlungfoundation. com

前列腺癌

14. 前列腺癌慈善中心，受过训练的护士，每周一至周五的上午 10 点至下午 4 点提供电话咨询，电话：0845 300 8383；网址：www. prostatecancer. org. uk

补充服务

15. 天堂信任；电话号码：0207 384 0000；网址：www. thehaventrust. org. uk